AF273118

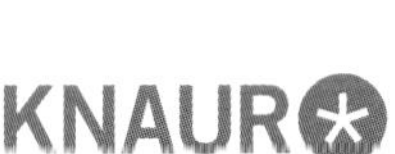

Wanda Badwal

Deine Yoga-Box

Individuelle Übungen für jeden Tag

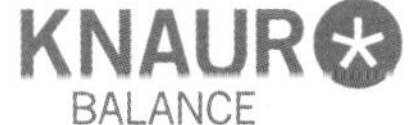

Die in diesem Buch vorgestellten Übungen wurden von der Autorin und dem Verlag sorgfältig geprüft und haben sich in der Praxis bewährt. Da jeder Mensch für sich besonders ist, können wir allerdings Ergebnisse nicht garantieren. Der Verlag und die Autorin schließen jegliche Haftung für Gesundheits- und Personenschäden aus.

Besuchen Sie uns im Internet:
www.knaur-balance.de

Aus Verantwortung für die Umwelt hat sich die Verlagsgruppe Droemer Knaur zu einer nachhaltigen Buchproduktion verpflichtet. Der bewusste Umgang mit unseren Ressourcen, der Schutz unseres Klimas und der Natur gehören zu unseren obersten Unternehmenszielen. Gemeinsam mit unseren Partnern und Lieferanten setzen wir uns für eine klimaneutrale Buchproduktion ein, die den Erwerb von Klima-zertifikaten zur Kompensation des CO_2-Ausstoßes einschließt. Weitere Informationen finden Sie unter: www.klimaneutralerverlag.de

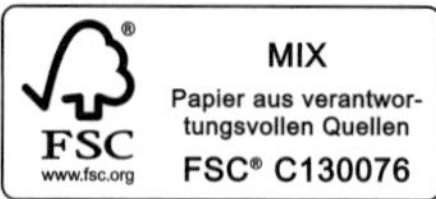

Originalausgabe April 2023
© 2023 Knaur Balance
Ein Imprint der Verlagsgruppe
Droemer Knaur GmbH & Co. KG, München
Alle Rechte vorbehalten. Das Werk darf – auch teilweise – nur mit Genehmigung des Verlags wiedergegeben werden.
Redaktion: Tamara Fromme
Covergestaltung: ZERO Werbeagentur
Coverabbildung: Dirk Spath Photography
Abbildungen auf den Karten und im Booklet:
Alle Fotos mit Wanda Badwal von Dirk Spath Photography;
Muster in Blume des Lebens von Karin Etzold; Chakra-Symbole von
Getty Images Plus/iStock/Sudowoodo; übrige Abbildungen von Shutterstock.com:
AVIcon, In-Finity, suesse, venimo (nur auf den Karten)
Satz und Layout: Adobe InDesign im Verlag
Druck und Bindung: Print Factory, Istanbul
ISBN 978-3-426-67628-8

2 4 5 3 1

Inhalt

Einführung

Vorwort

Liebe*r Yogi*ni,

ich freue mich sehr, dir meine Yoga-Box vorzustellen. Vielleicht geht es dir genauso wie mir: Ich persönlich bin ein sehr visueller Mensch und finde es hilfreich, eine Yoga-Sequenz auch bildlich vor mir zu sehen. Insbesondere als ich selbst vor zehn Jahren meine erste Yoga-Ausbildung absolvierte, hätte ich mir oft ein Kartenset gewünscht, welches die wichtigsten Übungen beinhaltet, um mir so meine Yoga-Sequenzen oder Yoga-Klassen zusammenzustellen.

Ganz egal, wie viel Zeit du hast, 10, 30 oder 60 Minuten, mit der Yoga-Box kannst du dir deine individuelle Asana-Abfolge zusammenstellen – ob zu Hause im Wohnzimmer, am Strand oder gemeinsam mit Freund*innen im Yoga-Studio.

In der Box findest du eine Auswahl der gängigsten Yoga-Übungen aus meinem Buch *Yoga – die 108 wichtigsten Asanas und ihre ganzheitliche Wirkung,* innerhalb der sechs unterschiedlichen Asana-Kategorien: Rückbeugen, Seitbeugen, Vorbeugen, Drehungen, Streckungen und Umkehrhaltungen.

Auf jeder Karte gibt es eine klare und stichpunktartige Anweisung der korrekten Ausführung der Übung. Kontraindikationen und nähere Infos zur Wirkungsweise findest du in diesem Booklet sowie alles, was du zu den 64 Yoga-Karten sonst noch wissen musst.

Die Symbole auf den Karten verraten dir nicht nur die energetische Wirkungsweise der einzelnen Yoga-Übungen auf Körper und Geist, sondern auch, welches Energiesystem, das heißt welche Chakren und welche Doshas, dabei angesprochen werden. Die Pfeile zeigen dir auf einen Blick an, ob die Übung aktivierend, beruhigend oder balancierend ist. Zusätzlich zeigt dir das Sonnensymbol, welche Übungen energetisierend und aktivierend wirken und damit für morgens geeignet sind, so wie das Mondsymbol, welche Übungen beruhigend und stabilisierend wirken und damit eher für abends geeignet sind.

So siehst du auf einen Blick, welche Übung gerade für dich die richtige ist, und kannst gezielt eine passende Sequenz mit einem von dir gewählten Fokus kreieren.

Ich wünsche dir jetzt viel Freude mit deiner Yoga-Box und jede Menge Inspiration beim kreativen Zusammenstellen und Üben deiner individuellen Sequenzen.

Love

deine Wanda

Für wen ist diese Yoga-Box geeignet?

Diese Yoga-Box ist für dich geeignet, wenn …

… du dir eine visuell ansprechende, praktische und übersichtliche Yoga-Asana-Praxis-Box wünschst.

… du gern Yoga-Übungskarten hättest, die du überall nutzen kannst, zu Hause, unterwegs oder im Urlaub.

… du auf einen Blick sehen möchtest, wie die wichtigsten Yoga-Asanas korrekt ausgeführt werden und wie du sie auch für andere anleiten kannst.

… du dir Inspiration für das Sequenzieren deiner Praxis und/oder für deine Yogastunden wünschst.

… du individuelle Sequenzen mit den Karten gestalten möchtest vom »Yoga-Quicky« (ca. 10 Minuten) bis hin zu einer längeren Praxis (ca. 60 Minuten).

… du dir eine ganzheitliche Yoga-Box wünschst, welche die tiefere Funktion und Wirkungsweise der Haltungen erklärt.

… du dir eine Yoga-Box wünschst, welche die ayurvedischen Prinzipien mit einbezieht und die beschreibt, wie die einzelnen Haltungen auf deinen Geist, dein Nervensystem, deine Emotionen und deinen energetischen Körper (Chakren und Doshas) wirken.

Dann ist diese Box deine neue Freundin und treue Begleiterin.

Eine ganzheitliche Yoga-Praxis

In vielen Yoga-Stunden wird der Fokus vor allem auf die Asanas, die Körperübungen, gerichtet. Damit wird vor allem der physische Körper angesprochen, während die anderen Körper, wie der mentale und energetische, eher vernachlässigt werden.

Eine ganzheitliche Yoga-Praxis bedeutet, dass du nicht nur Asanas übst, sondern auch Savasana, Pranayama und Meditation, um alle Schichten deines Seins anzusprechen: Körper, Geist und Seele.

Ziel des Yoga ist es, dich daran zu erinnern, wer oder was du in der Tiefe wirklich bist. Yoga ist der Weg der Selbstkenntnis. Dafür ist es wichtig, dass wir lernen, unseren Geist durch Pranayama und Meditation zuerst zu beruhigen, denn unsere unruhigen Gedanken verdecken häufig unser wahres Selbst und machen es uns schwer, die Stimme unserer Seele zu hören. Nur durch die Atemkontrolle können wir lernen, unseren Geist zur Ruhe zu bringen. Deshalb sind Pranayama und Meditation essenziell, wenn es darum geht, dich mit deinem wahren Selbst zu verbinden.

Energetisches Praktizieren mithilfe der Chakren und Doshas

Auf den Karten findest du außerdem Chakren- und Dosha-Symbole. Denn eine bedürfnisorientierte Praxis kann sich auch nach diesen beiden Energiesystemen richten. Hier erhältst du einen kurzen Überblick. Wenn du dich dafür interessierst, lohnt es sich definitiv, tiefer in die beiden Themengebiete einzusteigen.

Die Chakren

Aus yogischer Sicht existiert das menschliche Wesen nicht nur aus Fleisch und Blut, sondern ist an erster Stelle ein Energiewesen. Chakren sind Teil des Energiekörpers, den wir normalerweise nicht mit bloßem Auge sehen können. Sie sind die Energiezentren unseres Körpers. Jedes Chakra hat bestimmte Eigenschaften und wird unterschiedlichen Lebensthemen wie zum Beispiel Urvertrauen, Selbstbewusstsein, Liebe usw. zugeordnet.

Hier ein kleiner Überblick, welche Chakren es gibt und mit welchen Themen diese verbunden werden:

1. **Wurzel-Chakra:** Erdung, Stabilität und Urvertrauen
2. **Sakral-Chakra:** Verbindungen, Gefühle, Kreativität
3. **Solarplexus Chakra:** Power, Willenskraft, Selbstbewusstsein
4. **Herz-Chakra:** Freude, Liebe, Mitgefühl

5. Kehl-Chakra: Ausdruck, Wahrheit, Kreativität
6. Stirn-Chakra: Vision, Klarheit, Fokus
7. Kronen-Chakra: Seelenverbindung, Höheres Wissen, Frieden

Falls du dich näher mit den Chakren befassen möchtest, kann ich dir mein Buch *Chakra Yoga* empfehlen.

Die Doshas

Unter Ayurveda versteht man, dass der Mensch und die Natur nicht voneinander getrennt sind, sondern die Zyklen und Rhythmen der Natur auch für den Menschen wichtig sind, um ein balanciertes Leben zu führen. Gesundheit wird daher als dynamischer Gleichgewichtszustand der Elemente (Luft und Äther, Feuer, Wasser, Erde) beschrieben.
Die fünf Elemente werden in drei Konstitutionstypen (Doshas), nämlich Vata, Pitta und Kapha, unterteilt und bilden die Bioprogramme in Körper und Geist. Die Doshas zeigen einzigartige Kombinationen von körperlichen, emotionalen und mentalen Eigenschaften und Qualitäten. Durch das Wissen über die Doshas können wir einen lebendigen und balancierten Gesundheitszustand erreichen und aufrechterhalten.
Hier ein kurzer Überblick über die drei Doshas und ihre Eigenschaften:
- **VATA (Luft & Äther):** Geistesenergie, Gedanken, Leich-

tigkeit, Bewegung, Kreativität, Unruhe, Ängste, Zerstreutheit
- **PITTA (Feuer & Wasser):** Umsetzungskraft, Energie, Fokus, Struktur, Klarheit, Ungeduld, Frustration, Wut
- **KAPHA (Erde & Wasser):** Erdung, Ruhe, Stabilität, Zuverlässigkeit, Fürsorge, Anhaftung, Trägheit, Schwere

Sonne und Mond: Hatha-Yoga im Einklang mit den Rhythmen des Tages praktizieren

Mithilfe der Mond- und Sonnensymbole auf den Karten kannst du auf einen Blick erkennen, welche Übungen für morgens und welche für abends geeignet sind. Diese Einteilung richtet sich nach der energetischen Wirkungsweise der Übungen sowie nach dem Verständnis des Ayurvedas. Ayurveda ist die Schwesterwissenschaft des Yoga und strebt an, dass wir im Einklang mit den Zyklen der Natur und den Rhythmen des Tages leben und praktizieren. Denn wir Menschen sind Teil dieser Natur. Das heißt, dass wir morgens unseren Körper, Geist und unser Nervensystem mit dem Aufgehen der Sonne aktivieren und abends, mit dem Untergehen der Sonne und dem Aufgehen des Mondes, Körper und Geist beruhigen und stabilisieren. Praktizierst du auf diese Weise, wirst du bemerken, wie harmonisch es sich für deinen Körper und Geist anfühlt, mit den Rhythmen des Tages zu gehen.

Wann du am besten praktizierst

Es hat viele Vorteile, direkt morgens zu praktizieren. Bevor der Alltag beginnt und wir viele unterschiedliche Aufgaben zu bewältigen haben. Bevor wir mit anderen in Beziehung treten, ist es ratsam, zuerst mit dir selbst in Beziehung zu treten, damit du aus einem ruhigen, zentrierten Ort heraus mit der Welt agieren kannst. So füllst du bereits am Morgen deinen Energietank.

Ein weiterer Vorteil, wenn wir uns direkt morgens Zeit für unsere Praxis nehmen, ist, dass der Geist noch unberührt und frisch ist, und damit ist der Morgen die ideale Zeit zur Meditation. Dies ist einer der Gründe, warum auch Mönche und Nonnen im Kloster bereits um 5 Uhr meditieren.

Du schaffst es nicht, morgens zu praktizieren? Dann schau, wann es einen anderen Zeitpunkt am Tag gibt, an dem es für dich machbar ist. 30 Minuten am Abend oder in der Mittagspause? Das Wichtigste ist, dass du deine Praxis so gestaltest, dass sie sich leicht in deinen Alltag einfügt.

Eine Mond-Praxis am Abend mit dem Fokus auf die Asana-Kategorien Vorbeugen und Drehungen kann zum Beispiel sehr sinnvoll für dich sein, wenn du dir Ruhe und Stabilität wünschst. Du kannst Stress loslassen, deinen Tag entspannt ausklingen lassen und dich für einen erholsamen Schlaf vorbereiten.

Welche Asanas du wann üben solltest

Für die Morgenpraxis

Am Morgen würde ich dir ganz generell zu einer aktivierenden Sonnenpraxis raten. In besonders turbulenten Zeiten jedoch, in denen viel Veränderung im Außen stattfindet, kann es sehr heilsam sein, auch mit Ruhe und Stabilität statt Aktivierung in den Tag zu starten. Hier dann gern den Tag mit dem Mond beginnen, also mit Vorbeugen und Drehungen. Dies gilt übrigens auch für alle Frauen, die gerade ihre Periode haben, dann kann eine sanfte Mondpraxis mit weiten Vorbeugen und Hüftöffnern sehr guttun.

Tipp: Achte darauf, morgens nicht zu lang in einer Vorbeuge zu bleiben, das kann müde machen. Lieber stärkende, erdende Vorbeugen in der Kombination mit Streckungen üben, wie zum Beispiel den Stuhl, die dynamische Pyramide, den Krieger III, oder herausfordernde Drehungen wie die gedrehte Pyramide.

Für die Abendpraxis

Abends empfehle ich dir eine beruhigende und stabilisierende Mondpraxis, mit dem Fokus auf Vorbeugen und Drehungen, welche das parasympathische Nervensystem ansprechen, unseren Ruhe- und Verdauungszustand.
Ich würde davon abraten, am Abend eine aktivierende Sonnenpraxis mit Rückbeugen- und/oder Seitbeugen-Fokus zu

üben. Da diese Übungen den Teil unseres Nervensystems ansprechen, der für Aktivierung zuständig ist, das heißt, Adrenalin wird ausgeschüttet. Ist das sympathische Nervensystem dauerhaft aktiviert, äußert sich das in Stress, Anspannungen, emotionaler Irritation, Reaktivität und Schlafstörungen.

Sanfte Rückbeugen am Abend wie zum Beispiel die Heuschrecke oder die Brücke sind aber »erlaubt«.

Tipps für deine Praxis

1. Du findest keine Zeit für Yoga und Meditation? Es kann helfen, dir ganz bewusst ein Zeitfenster nur für dich selbst in deinem Kalender einzuplanen – priorisiere deine Me Time! Gehe zum Beispiel zehn Minuten früher ins Bett und stehe zehn Minuten früher auf, damit du morgens zehn Minuten in Stille sitzen kannst, bevor dein Tag beginnt. Falls du Kinder hast, ist es vielleicht eine Option, vor den Kindern aufzustehen.

2. Setze dir realistische Ziele. Damit wir das auch erreichen können, was wir uns wünschen, und nicht frustriert sind, ist es wichtig, sich selbst machbare Ziele zu setzen. Die meisten von uns neigen dazu, sich zu viel vorzunehmen, und so haben wir ständig das Gefühl hinterherzuhängen. Wie viel Zeit hast du also wirklich? Muss es die 60-Minuten-Klasse sein oder sind es vielleicht eher zehn Minuten am Morgen oder 20 Minuten am Abend?

3. Lieber kürzer und dafür regelmäßig praktizieren, lieber jeden Tag 15 Minuten als einmal die Woche 60 Minuten.

4. Nutze das Kartenset auch für »Yoga-Shortys« zwischendurch – selbst wenn du nur eine Yoga-Übung am Abend schaffst, ist das besser als gar kein Yoga.

5. Lege dir abends schon deine Yoga-Sachen parat, sodass du morgens gar nicht erst darüber nachdenken musst, ob du jetzt »Lust auf Yoga« hast oder nicht.

6. Lege dir die ausgerollte Yoga-Matte und dein Meditationskissen neben dein Bett, sodass du quasi gar nicht anders kannst, als dich direkt dort hinzubegeben.

7. Praktiziere Achtsamkeit auch »off the mat«. Wenn du keine Zeit hast, auf die Matte zu gehen, dann übe beispielsweise bewusste Atmung während des Spaziergangs oder im Auto auf dem Weg zur Arbeit.

Wie du mit deiner Yoga-Box arbeiten kannst

Let's get started! Im Folgenden möchte ich dir drei unterschiedliche Möglichkeiten vorstellen, wie du mit deinen Yoga-Karten arbeiten kannst.

1. Eine Yoga-Sequenz

Lege dir ganz nach deinen zeitlichen Kapazitäten eine kürzere oder längere Yoga-Sequenz für dich selbst oder eine Unterrichtssequenz für deine Yoga-Stunden. Wie du beim Aufbau am besten vorgehst, erkläre ich dir im nächsten Kapitel.

2. Bedürfnisorientiertes Kartenziehen

Suche dir – je nach deinen körperlichen oder emotionalen Bedürfnissen – eine oder mehrere spezifische Übungen aus, die diesen Bereich ansprechen. Fühlst du dich zum Beispiel eng in den Schultern? Dann hilft dir jetzt vielleicht eine Rückbeuge, um den Brustkorb zu öffnen. Oder fühlst du dich steif in den Hüften? Dann hilft dir beispielsweise eine Vorbeuge mit Hüftöffner-Fokus.

Eine andere Möglichkeit ist es, dich an den Symbolen auf der Karte zu orientieren und anhand der energetischen Wirkungsweise eine passende Übung für dich herauszusuchen. Brauchst du gerade zum Beispiel mehr Energie? Dann suche dir eine Karte mit Sonnensymbol. Brauchst du mehr Ruhe? Dann folge dem Mondsymbol auf der Karte. Du möchtest dein Wurzel-Chakra stärken? Dann schaue, welche Übungen dieses Chakra spezifisch ansprechen.

3. Deine Asana des Tages

Du lässt dich gern überraschen? Ähnlich wie bei einem Tarot-Set kannst du deine Yoga-Karten auch dazu nutzen, dir eine Botschaft (vom Universum) schicken zu lassen. Und so gehst du vor:

- Nimm dir fünf Minuten Zeit.
- Nimm deine Karten in die Hand, atme ein paarmal tief ein und aus und gehe so in Kontakt mit den Karten.
- Mische die Karten einige Male durch, schließe die Augen und setze innerlich die Intention, eine Yoga-Übung für diesen Tag »geschickt« zu bekommen – eine Karte, die du gerade brauchst, mit einer passenden Körperübung, ihrer spezifischen Wirkungsweise auf Körper und Geist, einer Botschaft und Affirmation für dich.
- Ziehe dann intuitiv eine der Karten.
- Führe anschließend die darauf abgebildete Yoga-Übung aus und spüre in dich hinein. Was löst diese Asana in dir

aus? Was hält sie für dich bereit? Vielleicht möchtest du dir deine Erkenntnisse auch schriftlich in einem Tagebuch festhalten.

Wie du dir eine Yoga-Sequenz mit den Karten legst

Mithilfe der Karten kannst du dir deine ganz individuelle Yoga-Sequenz aufbauen. Egal, ob für deine eigene Praxis oder deinen Yoga-Unterricht.

Hilfreiche Fragestellungen, bevor du beginnst:

- Wie viel Zeit hast du? Wie lang möchtest du praktizieren? 10, 30 oder 60 Minuten?
- Wann praktizierst du in der Regel, eher morgens oder eher abends? Orientiere dich an den Mond- und Sonnensymbolen auf den Karten.
- Was brauchst du gerade mental und energetisch? Mehr Ruhe und Stabilität oder mehr Energie und Aktivierung? Achte auf die Symbole der Chakren und Doshas auf der Karte, die dir auf einen Blick die Wirkungsweise der Asana aufzeigen.
- Was brauchst du gerade körperlich? Hast du Beschwerden? Brauchst du Öffnung im Brustkorb und der Körpervorderseite oder eher Dehnung und Öffnung der Körperrückseite?
- Welche Übung spricht dich intuitiv an?

Die Bausteine einer vollständigen Praxis nach Vinyasa Krama

Vinyasa Krama ist eine ganzheitliche und smarte Herangehensweise an das Sequenzieren einer Yoga-Einheit, welche auf den großen Yogi Tirumalai Krishnamacharya zurückzuführen ist. Vinyasa Krama bedeutet übersetzt so viel wie: weise Progression oder kluger Fortschritt. Zum Thema Sequenzierung könnte ich ein eigenes Buch schreiben, da dieses Thema und jeder Baustein innerhalb einer Sequenz sehr umfangreich und vielschichtig zu betrachten ist. Ich möchte dir aber hier in Kürze die wichtigsten Bausteine von Vinyasa Krama und einer vollständigen Praxis erklären, sodass du dieses Wissen für das Üben mit deinem Kartenset nutzen kannst.

Die fünf Bausteine einer vollständigen Praxis sind
- Thema der Praxis/Klasse
- Asana
- Savasana
- Pranayama
- Meditation

Hier ein Überblick, wie du eine Yoga-Sequenz bzw. deine Praxis aufbauen kannst:

Intro

Eröffnung der Praxis/Klasse: mit einer kurzen Geste wie Anjali Mudra (die Gebetshaltung).

Thema: Was ist das Thema bzw. der Fokus deiner Praxis oder deiner Klasse?

Das kann zum Beispiel der Fokus auf Rückbeugen oder der Fokus aufs Loslassen sein.

Ankommen: im Schneider-, Fersensitz oder im Stehen.

Warm-up

Wirbelsäulenmobilisation: zum Beispiel Katze-Kuh, dynamische Brücke usw.

Zentrumsaktivierung: zum Beispiel Plank halten, Sit-ups usw.

Sonnengrüße: morgens zur Aktivierung geeignet, abends eher nicht geeignet.

Asana-Kategorie und Fokus

Seitbeugen und Rückbeugen: morgens geeignet.

Vorbeugen und Drehungen: vor allem für abends geeignet.

Streckungen: wirken zentrierend und sind morgens wie abends geeignet, kommen in fast jeder Sequenz vor (beispielsweise der Herabschauende Hund, die Berghaltung oder der Schneidersitz).

Umkehrhaltungen: sollten mit allen anderen Asana-Kategorien vorbereitet und entsprechend ausgeglichen werden, Praxis nur für Fortgeschrittene geeignet.

Cool-down und Ausgleich

Als Ausgleich zu aktivierenden Übungen wie Rückbeugen und Seitbeugen eignen sich balancierende, beruhigende Übungen wie Drehungen und Vorbeugen zum Ende einer Praxis. Als Ausgleich zu beruhigenden Übungen wie zum Beispiel einer Klasse mit Vorbeugen-Fokus eignen sich sanfte Rückbeugen wie zum Beispiel die Brücke oder die Baby-Kobra.

Savasana

Savasana ist die finale Schlussentspannung und ein essenzieller Teil der Yoga-Praxis. Es ist der Moment, in dem die Wirkungsweise der Praxis sich entfaltet und du einen Zustand von tiefem Frieden erfahren kannst. Der Moment, in dem du in Verbindung mit dem Licht deiner Seele treten kannst.

»Never skip your Savasana.«

Pranayama

Zu einer aktivierenden Klasse am Morgen passt ein aktivierendes Pranayama wie zum Beispiel die Sonnenatmung (Vertiefung der Einatmung) oder Kaphalabhati.

Zu einer beruhigenden Praxis passt eine beruhigende, balancierende Atemübung wie zum Beispiel die Mondatmung (Verlängerung der Ausatmung) oder Nadi Shodhana.

Meditation

Nach der Pranayama-Praxis folgt die Meditation. Hier gibt es je nach deiner zeitlichen Kapazität, deinen Vorlieben und Vorkenntnissen und dem Fokus deiner Praxis unterschiedliche Möglichkeiten und Optionen.

Mögliche Meditationen sind:

1. Sitzen in Stille: Verweile nach dem Pranayama ganz einfach noch für 3–5 Minuten (oder länger) in Stille. Spüre der spezifischen Wirkung des Pranayama nach.
2. Einfache Atemmeditation: Verfolge für 5–10 Minuten deine Atmung und wie der Atem durch die Nasenlöcher ein- und ausströmt. Bemerke, wie dein Geist dadurch zunehmend ruhiger wird.
3. Geführte Meditation: Meditiere zum Beispiel mithilfe einer Meditations-App oder eines Podcasts.
4. Eine dir vertraute Meditation: Wähle eine Meditation, die du schon mehrmals durchgeführt hast, zum Beispiel eine Dankbarkeitsmeditation, Vergebungsmeditation, Achtsamkeitsmeditation, eine tantrische Kriya-Meditation oder eine persönliche Mantra-Meditation.

Deine Zeiteinteilung

Im Folgenden gebe ich dir vier Beispiele für die Zeiteinteilung unterschiedlich langer Klassen, an denen du dich für deinen Aufbau orientieren kannst.

Zeiteinteilung
für den Yoga-Quicky

Auch mit weniger Zeit ist eine gute Yoga-Praxis möglich. Orientiere dich an der ganzheitlichen Sequenzierung – nur planst du jeden Baustein einfach sehr viel kürzer ein.

Beispiel für eine 10-Minuten-Praxis
Asana: 8 Minuten
Savasana: 1 Minute
Meditation: 1 Minute

Beispiel für eine 20-Minuten-Praxis
Asana: 12 Minuten
Savasana: 1 Minute
Pranayama: 2 Minuten
Meditation: 5 Minuten

Beispiel für eine 30-Minuten-Praxis

Asana: 17 Minuten

Savasana: 2 Minuten

Pranayama: 5 Minuten

Meditation: 6 Minuten

Zeiteinteilung für eine vollständige Praxis

Ideal für eine vollständige Praxis sind ungefähr 40–60 Minuten.

Beispiel für eine 40-Minuten-Praxis

Asana: 25 Minuten

Savasana: 3 Minuten

Pranayama: 4 Minuten

Meditation: 8 Minuten

Beispiel für eine 60-Minuten-Praxis

Asana: 35 Minuten

Savasana: 6 Minuten

Pranayama: 6 Minuten

Meditation: 13 Minuten

Vorlagen für deine Yoga-Sequenz

Sequenz für den Morgen

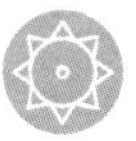

- spricht unser sympathisches Nervensystem an für Aktivierung
- macht uns wach und schenkt uns Energie für den Tag
- reduziert unser Kapha
- spricht vor allem Nabel- und Herz-Chakra an

Eröffnung und Ankommen, Thema setzen, bewussten Atem etablieren

Wirbelsäulenmobilisation

Zentrumsaktivierung

evtl. Sonnengruß A, B oder C oder dynamische Rückbeugen

Asana-Kategorie und Fokus Seitbeugen und/oder Rückbeugen

Cool-down und Ausgleich, 2–3 Übungen mit Drehungen und Vorbeugen

Savasana

passendes Pranayama

Meditation

Sequenz für den Abend 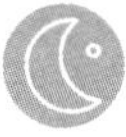

- spricht unser parasympathisches Nervensystem an für Ruhe und Verdauung
- beruhigt unser Vata und Pitta
- wirkt beruhigend und stabilisierend auf Körper und Geist
- spricht vor allem Wurzel- und Sakral-Chakra an

Eröffnung und Ankommen, Thema setzen, bewussten Atem etablieren	Wirbelsäulen-mobilisation	evtl. Zentrums-aktivierung	dynamische Vorbeugen und Streckungen	Asana-Kategorie und Fokus Vorbeugen und/oder Dehnungen
Cool-down und Ausgleich mit 1–2 sanften Rückbeugen (Heuschrecke oder Brücke)	Savasana	passendes Pranayama	Meditation	

Beispiel: 10-Minuten-Yoga-Quickie »Frisch in den Tag«

- Ankommen: im Stehen, Berghaltung
- Sonnengruß A, 3 Runden (3 Minuten)
- Seitwinkel rechts und links (2 Minuten)
- Weite gegrätschte Vorbeuge (2 Minuten)
- Savasana (1 Minute)
- In stiller Meditation sitzen (2 Minuten)

Beispiel: 10-Minuten-Yoga-Quickie »Für guten Schlaf«

- Ankommen: Kindhaltung
- Wirbelsäulenmobilisation: Katze-Kuh (2 Minuten)
- Sitzender Schmetterling (2 Minuten)
- Sitzende Vorbeuge (2 Minuten)
- Savasana (1 Minute)
- Pranayama Nadi Shodana (3 Minuten)

Aufbau der Karten

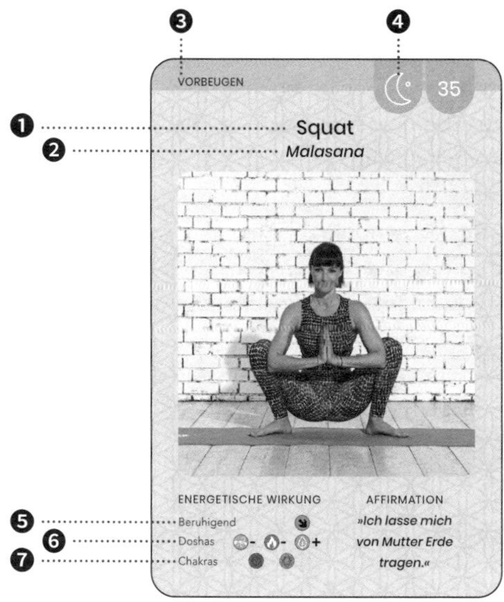

❶ Deutscher Name der Asana

❷ Sanskrit-Name der Asana

❸ Jede Asana kann in eine der sechs Asana-Kategorien eingeordnet werden: Rückbeugen, Seitbeugen, Vorbeugen, Drehungen, Streckungen und Umkehrhaltungen.

❹ Ein Sonnen- oder Mondsymbol zeigt dir an, ob du die Asana lieber morgens oder abends praktizieren solltest.

❺ Ein Pfeil nach oben bzw. nach unten zeigt dir an, ob die Asana energetisierend oder beruhigend wirkt. Und ob der Parasympathikus (beruhigend) oder der Sympathikus (aktivierend) angesprochen wird.

❻ Hier findest du die Symbole zur Auswirkung der Asana auf unsere Doshas, die ayurvedischen Konstitutionstypen. Welches Dosha bzw. Element in der Pose erhöht oder verringert wird, ist durch die Symbole + und – verdeutlicht. Eine neutrale Wirkung wird mit einem Gleichheitszeichen dargestellt. Die Doshas sind wie folgt abgebildet:

- VATA 
- PITTA
- KAPHA

❼ Hier findest du das Symbol der jeweiligen Chakren, die die Asana anspricht. Die Chakren sind wie folgt abgebildet:

1. Wurzel-Chakra 
2. Sakral-Chakra 
3. Solarplexus-Chakra 
4. Herz-Chakra 
5. Kehl-Chakra

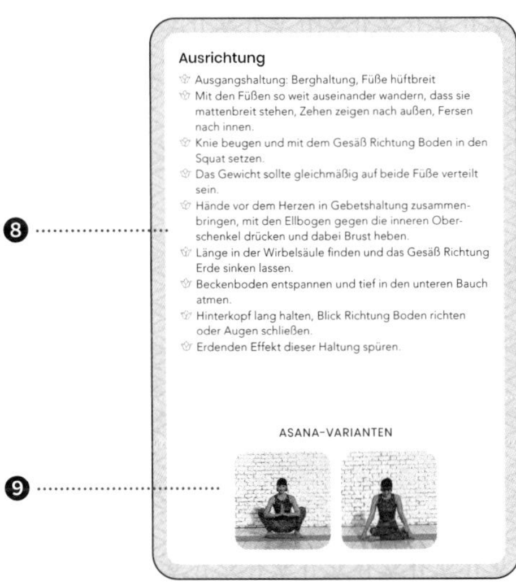

6. Stirn-Chakra

7. Kronen-Chakra

❽ Jede Asana wird dir mit den wichtigsten Informationen zur richtigen Ausrichtung einfach und stichpunktartig erklärt.

❾ Hier werden mögliche Variationen der Asana abgebildet.

Deine Yoga-Karten

Aufwärmen

Die Aufwärmphase dient dazu, den gesamten Körper zu aktivieren und somit einer möglichen Verletzungsgefahr vorzubeugen. Als Regel gilt, je herausfordernder die späteren Asanas, desto mehr Vorbereitungszeit. Der sanfte Start gibt uns zudem die Möglichkeit, uns mental einzustimmen und uns mit unserer Atmung zu verbinden. Die Karten zum Aufwärmen sind in drei Bereiche unterteilt: die Wirbelsäulenmobilisation, die Zentrumsaktivierung sowie den Sonnengruß A. Wegen der aktivierenden Wirkung solltest du Sonnengrüße allerdings nur am Morgen praktizieren.

Tipp: Eine Intention setzen
Setze dir zu Beginn deiner Praxis eine persönliche Intention – ein sogenanntes Sankalpa. Frage dich: Was soll heute der Fokus meiner Praxis sein? Was ist meine Absicht für diesen Tag?

Ankommen, Thema setzen, Atem etablieren

Nimm dir zu Beginn deiner Praxis einen Moment bewusst Zeit für das Ankommen auf deiner Matte. Dafür eignet sich der Schneidersitz, die Haltung des Kindes, die Rückenlage oder die Berghaltung. Schließ die Augen, spüre deinen Körper im Kontakt mit der Erde. Finde den bewussten Übergang von deinem Alltag auf deine Matte. Wie fühlst du dich heute? Was ist deine persönliche Intention für die Praxis? Beginne dann Kontakt mit deiner Atmung aufzunehmen und die Atemzüge zu vertiefen (z. B. mit dem dreiteiligen yogischen Atem und dem Ujjayi-Atem).

Atem & Bewegung

Versuche, die dynamischen Übungen mit der bewussten, yogischen Atmung zu synchronisieren. Achte darauf, dass der Atem stets die Bewegung einleitet. Die Einatmung ist mit dem Öffnen der Brust und dem Heben der Arme verbunden. Die Ausatmung ist mit dem Rundwerden und Nach-vorn-Beugen verbunden. Die Einatmung ist immer mit dem Aufnehmen von neuer Lebensenergie verbunden und die Ausatmung mit dem Loslassen vom Alten, dem Leerwerden.

Aufwärmen und Wirbelsäulenmobilisation

Zu Beginn der Praxis können die Muskeln noch kalt und steif sein. Wenn du direkt mit herausfordernden Asanas beginnst, kann das deshalb zu Verletzungen führen. Eine paar kurze Übungen zum Aufwärmen wie Katze-Kuh, Zentrumsübungen und Sonnengrüße sind deshalb wichtig. Dadurch werden die Muskeln durchblutet und die Gelenke auf die herausfordernden Übungen vorbereitet.

Die dynamischen Warm-Up-Übungen, wie z. B. Katze-Kuh, helfen außerdem, Atem und Bewegung direkt von Beginn an miteinander zu verbinden und zu synchronisieren.

Im Yoga ist die Gesundheit der Wirbelsäule ein zentrales Anliegen. Die Mobilisationsübungen helfen, deine Wirbelsäule geschmeidig und stabil zu halten, und beugen Rückenschmerzen vor.

Zentrumsaktivierung

Die Ansprache und Aktivierung des Körperzentrums spielt im Yoga eine wichtige Rolle.

Das Zentrum wird auch Sonnenzentrum oder Solarplexus genannt. Es ist der Sitz des Feuers unserer Willenskraft, Disziplin und unseres Selbstbewusstseins. Die Energie, die uns morgens aus dem Bett holt und auf die Matte bringt, kommt aus unserem Zentrum.

Mit den Zentrumsübungen wollen wir die Bauchmuskulatur stärken und den unteren Rücken stabilisieren. Was viele nicht wissen, ist, dass Rückenschmerzen häufig von einem schwachen Zentrum herrühren. Verzichte bitte auf Zentrumsübungen, wenn du schwanger bist oder gerade deine Menstruation hast.

Achte darauf, auch hier deinen Atem mit der Bewegung zu synchronisieren. Die Ausatmung ist jeweils mit der muskulären Anstrengung verbunden.

Sonnengruß A

Surya bedeutet »Sonne« und Namaskar steht für »grüßen« oder »verneigen«.

Wenn wir Sonnengrüße praktizieren, verneigen und bedanken wir uns bei der Kraft der Sonne. Hier ist zum einen die Sonne gemeint, die uns als strahlender Stern Wärme auf der Erde schenkt, und zum anderen die innere Sonne in Form von Prana – Lebensenergie –, der durch uns hindurchfließt und uns lebendig hält. Der Sonnengruß ist ein stärkendes Aufwärmprogramm für den ganzen Körper. Er wirkt aktivierend und energetisierend und eignet sich damit besonders für die Praxis am Morgen.

Sonnengrüße werden als dynamischer Fluss praktiziert, in dem Atem und Bewegung synchronisiert werden. Es gibt verschiedene Variationen der Sonnengrüße (A, B und C), alle beginnen und enden in der Berghaltung am vorderen Rand der Matte. Auf deinen Karten findest du den bekanntesten und meistpraktizierten Sonnengruß: Surya Namaskar A. Sonnengruss B und C kannst du auch im Internet oder in anderen Yoga-Büchern nachschlagen.

Achte darauf, keine oder nur modifizierte Variationen der Sonnengrüße während der Schwangerschaft, Menstruation oder bei Verletzungen an der Wirbelsäule zu üben.

Rückbeugen

Infos über die Wirkungsweise
von Rückbeugen

Bei Rückbeugen denken wir meist zuerst an die notwendige Flexibilität unserer Wirbelsäule. Tatsächlich benötigen wir aber zusätzlich vor allem Flexibilität in der Körpervorderseite: in den Schultern, der Bauchmuskulatur und an der Oberschenkelvorderseite. Bei herausfordernden Rückbeugen ist es wichtig, die entsprechenden Körperpartien vorher aufzuwärmen und zu dehnen. Beginne vor den schweren mit leichteren Rückbeugen (Kobra, Heuschrecke, Bogen).
Eine optimale Rückbeuge sollte schwerpunktmäßig aus dem Brustwirbelbereich entspringen und nicht aus dem unteren Rücken. Um den unteren Rücken zu schützen, ist es wichtig, zentrumsstärkende Übungen zu praktizieren. Du solltest keinen Schmerz im unteren Rücken spüren. Rückbeugen in Bauchlage stärken den Rücken, ohne ihn übermäßig zu belasten. In Bauchlage haben sie einen kühlenden Effekt und sind gut geeignet für Pitta-Konstitutionen.

Mein Tipp: Rückbeugen wirken aktivierend auf das sympathische Nervensystem. Sie sollten deshalb vor allem morgens praktiziert werden. Einzige Ausnahmen sind die sanfte Baby-Kobra, die Heuschrecke und die Schulterbrücke. Diese wirken weniger aktivierend und können auch abends praktiziert werden.

Körper

- streckt die Rückenmus-
  kulatur
- öffnet die Schultern
- unterstützt tieferes
  Einatmen
- bewegt Energie in den
  Brustkorb und ins Herz
- öffnet die Vorderseite
  des Körpers
- dehnt den großen
  Lenden- und Oberschen-
  kelmuskel (Quadrizeps)
- unterstützt die Öffnung
  der Bauchmuskulatur

Geist & Emotion

- unterstützt emotionale
  Offenheit
- energetisierend &
  motivierend
- belebend
- erhitzend
- stimuliert und erfrischt
  den Geist
- unterstützt positives
  Denken
- herzöffnend
- fördert Selbstbewusst-
  sein

Doshas

erhöht Vata und Pitta (+),
außer Rückbeugen in
Bauchlage, diese sind
kühlender Natur; verringert
Kapha (schwere, stabile
Energie), gut für Kapha-
Menschen (–)

Prana Vayus

Vyana, Samana, Prana,
Udana

Herzöffner

Sanskrit-Name: Anahatasana
Chakra: Herz-Chakra
Doshas: erhöht Vata & Pitta (+), verringert Kapha (–)
Körper: öffnet die Brustwirbelsäule und dehnt die Schultern, löst Anspannung im Schultergürtel, verbessert die Atmung
Geist & Emotion: vitalisierend, belebend, unterstützt emotionale Offenheit
Kontraindikationen: Ellbogen- und Schulterverletzungen
Variationen: Falls du empfindliche Knie hast, lege eine gefaltete Decke unter. Als fortgeschrittene Variante die Handflächen zusammenführen und in den Nacken legen oder die Ellbogen auf Blöcke legen, um die Schulterdehnung zu verstärken.
Häufige Fehler: Die Knie sind nicht hüftbreit geöffnet, die Hüften befinden sich nicht mit deinen Knien in einer Linie.

Mein Tipp: Diese Haltung ist ein intensiver Schulteröffner und eignet sich hervorragend als Vorbereitung für tiefere Rückbeugen, wie z. B. den Bogen oder das Rad. Sie ist auch eine wundervolle Asana, um zu pausieren, den Fokus in den Herzraum zu lenken und Verspannungen zu lösen.

Baby-Kobra

Sanskrit-Name: Ardha Bhujangasana

Chakras: Solarplexus-Chakra, Herz-Chakra

Doshas: erhöht Vata (+), kühlt Pitta (–), verringert Kapha (–)

Körper: stärkt und stabilisiert die Rückenmuskulatur, stärkt die Gesäßmuskulatur, öffnet den Brustkorb

Geist & Emotion: energetisiert und erhitzt Körper und Geist, hilft gegen Müdigkeit und Antriebsschwäche

Kontraindikationen: Handgelenks-, Ellbogen- und Schulterverletzungen, Karpaltunnelsyndrom, Schwangerschaft

Variationen: Versuche, die Hände vom Boden zu nehmen und dich nur aus der Kraft deiner Rückseite heraus nach oben in die Kobra zu heben, so kannst du Kraft und Stabilität in deinem unteren Rücken aufbauen und später »gesünder« in die hohe Kobra gehen.

Häufige Fehler: Die Kraft kommt nicht wirklich aus dem Rücken, sondern aus den Armen.

Mein Tipp: Die Baby-Kobra ist besonders für Menschen geeignet, die über Rückenschmerzen klagen und viel am Schreibtisch sitzen. Dynamisch ausgeführt, wirkt die Baby-Kobra Wunder und stärkt die Rückenmuskulatur.

Heraufschauender Hund

Sanskrit-Name: Urdhva Mukha Svanasana
Chakras: Solarplexus-Chakra, Herz-Chakra
Doshas: erhöht Vata & Pitta (+), verringert Kapha (–)
Körper: öffnet Brustwirbelsäule und Schultern, stärkt die Muskulatur in Armen, Schultern und Zentrum, stärkt Lungen und Herz, verbessert die Atmung, stärkt die Gesäßmuskulatur (Gluteus maximus)
Geist & Emotion: energetisiert und erhitzt Körper und Geist, hilft gegen Müdigkeit, Antriebsschwäche und Traurigkeit
Kontraindikationen: Handgelenks-, Ellbogen- und Schulterverletzungen, Karpaltunnelsyndrom, Schwangerschaft
Variationen: Es kann hilfreich sein, deine Hände zusätzlich auf Blöcke zu setzen.
Häufige Fehler: Durchhängen in den Schultern oder im Becken, Kopf in den Nacken werfen

Mein Tipp: Ich empfehle, den Blick hier nach vorn zu richten. Konzentriere dich auf die Öffnung der Brustwirbelsäule, indem du die Schultern nach hinten unten ziehst.

Heuschrecke

Sanskrit-Name: Shalabhasana
Chakras: Wurzel-Chakra, Solarplexus-Chakra, Herz-Chakra
Doshas: erhöht Vata (+), kühlt Pitta (–), verringert Kapha (–)
Körper: massiert die Bauchorgane, löst Verspannungen im Bauch, stärkt den Rücken, verbessert die Haltung
Geist & Emotion: vitalisierend, belebend, kühlend
Kontraindikationen: Wirbelsäulenverletzungen, Kopfschmerzen, Schwangerschaft
Variationen: Um die Schultern noch mehr zu öffnen, kannst du die Hände hinter deinem unteren Rücken zu einer Faust verschränken, um dich im Oberkörper höher zu ziehen. Falls du empfindliche Hüftknochen hast, lege eine gefaltete Decke unter deine Hüften.
Häufige Fehler: Beine scheren auseinander, Blick ist nicht zum Boden gerichtet, sodass der Hinterkopf nicht lang ist und der Nacken gequetscht wird.

Mein Tipp: Dies ist die »Always go to«-Asana für alle, die viel am Schreibtisch sitzen, zu einem Rundrücken neigen und Rückenschmerzen haben.

Bogen

Sanskrit-Name: Dhanurasana

Chakras: Solarplexus-, Herz-Chakra, Kehl-Chakra

Doshas: erhöht Vata (+), kühlt Pitta (–), verringert Kapha (–)

Körper: öffnet Brustraum und Schultern, dehnt die Frontseite des Körpers, hält die Wirbelsäule flexibel, massiert die Bauchorgane, unterstützt die Lungen- und Atemfunktion

Geist & Emotion: vitalisierend, energetisierend, kühlend, hilft bei Depressionen und Ängsten

Kontraindikationen: Wirbelsäulenverletzungen, Schulterverletzungen, Schlafstörungen, Kopfschmerzen, Schwangerschaft

Variationen: Bei empfindlichen Hüftknochen lege eine gefaltete Decke darunter. Um den Brustkorb noch mehr zu öffnen, kannst du mit einem Bolster unter deinem Brustkorb arbeiten. Als weitere Variante kannst du auch – mit einem Arm aufgestützt – den halben Bogen praktizieren.

Häufige Fehler: Beine scheren auseinander, der Blick ist nicht zum Boden gerichtet, wodurch der Hinterkopf nicht lang ist, der Nacken wird gequetscht.

Mein Tipp: Rückbeugen auf dem Bauch praktiziert haben einen tendenziell eher kühlenden Effekt und sind ideal für Pitta-/feurige Menschen. Andere Rückbeugen wirken eher erhitzend.

Kamel

Sanskrit-Name: Ustrasana

Chakras: Sakral-Chakra, Herz-Chakra, Kehl-Chakra

Doshas: stimuliert Vata & Pitta (+), verringert Kapha (–)

Körper: öffnet Brustraum und Schultern, dehnt die Frontseite des Körpers, dehnt die Bauchmuskulatur, hält die Wirbelsäule flexibel, unterstützt die Herz-, Lungen- und Atemfunktion

Geist & Emotion: sehr energetisierend, motivierend, hilft gegen Ängste und Müdigkeit

Kontraindikationen: Nackenschmerzen, Schlafstörungen, Kopfschmerzen

Variationen: Falls du empfindliche Knie hast, lege eine Decke darunter. Falls du einen instabilen unteren Rücken hast, klemme dir einen Block zwischen die Oberschenkel. Als Variante kannst du abwechselnd den rechten und den linken Arm nach hinten über den Kopf strecken.

Häufige Fehler: Rückbeuge kommt nicht aus dem Oberkörper, sondern aus dem unteren Rücken und den Beinen, die Hüften sind nicht in einer Linie über den Knien.

Mein Tipp: Du musst deine Hände nicht zwingend zu den Fersen bringen, du kannst die Hände auch am unteren Rücken ansetzen. Gehe nur so weit, wie es sich für deinen Körper richtig anfühlt.

Schulterbrücke

Sanskrit-Name: Setu Bandha Sarvangasana

Chakras: Herz-Chakra, Kehl-Chakra

Doshas: erhöht Vata & Pitta (+), verringert Kapha (–)

Körper: öffnet Brustkorb, Brustmuskulatur und Schultern, dehnt die Frontseite des Körpers, stärkt Rücken, Oberschenkel und Gesäß, hält die Wirbelsäule flexibel, stimuliert Lungen und Schilddrüse, löst Symptome der Menopause

Geist & Emotion: energetisierend, kraftigend, hilft bei leichten Depressionen und Ängsten, ermutigend für Veränderungen

Kontraindikationen: Nacken- und Knieverletzungen, Bluthochdruck, Schwangerschaft (3. Trimester)

Variationen: Als eine Variation einen Block in horizontaler Linie direkt unter dein Kreuzbein setzen und dein Becken darauf ausruhen. Dreibeinige Variante: ein Bein in die Mitte stellen und das andere Bein Richtung Decke strecken.

Häufige Fehler: Schultern rollen unter den Körper, Schultern zu nah an den Ohren, Drehen des Kopfes in der Haltung.

Mein Tipp: Vermeide, direkt nach einer Rückbeuge die Knie zur Brust heranzuziehen, sondern praktiziere eine neutrale Haltung oder einen Twist zur Wirbelsäulenneutralisation.

Rad

Sanskrit-Name: Urdhva Dhanurasana

Chakras: Solarplexus-Chakra, Herz-Chakra, Kehl-Chakra

Doshas: erhöht Vata & Pitta (+), verringert Kapha (–)

Körper: öffnet Brustraum und Schultern, dehnt die Frontseite des Körpers, hält die Wirbelsäule flexibel, öffnet die Hüftbeuger, dehnt den Oberschenkelmuskel, unterstützt die Lungen- und Atemfunktion

Geist & Emotion: extrem energetisierend, erhitzend, herzöffnend, hilft bei Depressionen und Ängsten

Kontraindikationen: Handgelenksschmerzen, Karpaltunnelsyndrom, Bluthochdruck, Schulterverletzungen, Schwangerschaft

Variationen: Für die dreibeinige Variante mit einem Bein zur Mittellinie wandern und dann das andere Bein nach oben strecken. Für das Rad mit Ellbogen am Boden Ellbogen unter den Schultern aufsetzen und die Hände verschränken, sodass ein Dreieck am Boden entsteht, aus dem du dich hochdrücken kannst.

Häufige Fehler: nicht gut genug aufgewärmt; das Rad am Ende der Praxis oder vor dem Schlafengehen

Mein Tipp: Übe vor dem Rad Asanas, die die Schultern und Oberschenkel gut öffnen, wie den Liegenden Helden, einen tiefen Ausfallschritt oder Anahatasana.

Krieger I

Sanskrit-Name: Virabhadrasana I
Chakras: Wurzel-Chakra, Herz-Chakra
Doshas: erhöht Vata & Pitta (+), verringert Kapha (–)
Körper: öffnet Brustraum und Schultern, dehnt die Frontseite des Körpers, hält die Wirbelsäule flexibel, öffnet die Hüftbeuger (Psoas, Rectus femoris), dehnt den Oberschenkelmuskel (Quadrizeps), unterstützt die Lungen- und Atemfunktion
Geist & Emotion: aktivierend, stimmungshebend, motivierend, fördert Selbstbewusstsein, stabilisiert Körper und Geist
Kontraindikationen: Bluthochdruck, Herzprobleme
Variationen: Wenn du die hintere Ferse nicht zum Boden bekommst, praktiziere den Ausfallschritt mit angehobener Ferse. Falls sich deine Schultern eng anfühlen, halte die Arme mehr als schulterbreit auseinander.
Häufige Fehler: Vorderes Bein ist nicht tief genug gebeugt, im Hohlkreuz stehen.

Mein Tipp: Der Krieger I verkörpert die Verbindung von perfekter Stabilität, Erdung durch die Füße im Wurzel-Chakra sowie die Herzöffnung durch den Oberkörper und die Arme im Herz-Chakra. Die Elemente Erde und Luft werden hier vereint.

Hoher Ausfallschritt

Sanskrit-Name: Anjaneyasana

Chakras: Wurzel-Chakra, Herz-Chakra

Doshas: erhöht Vata & Pitta (+), verringert Kapha (–)

Körper: öffnet Brustraum und Schultern, dehnt die Frontseite des Körpers, hält die Wirbelsäule flexibel, dehnt den Oberschenkelmuskel, dehnt die Leistengegend und den Psoasmuskel, stärkt die Beine und die Gesäßmuskulatur, unterstützt die Lungen- und Atemfunktion

Geist & Emotion: aktivierend, motivierend, herzöffnend, stimmungshebend

Kontraindikationen: Bluthochdruck, Herzprobleme, Rückenverletzungen

Variationen: Für eine einfachere Variante das hintere Bein leicht anbeugen und weniger in die Rückbeuge. Eine weitere Variation ist der tiefe Ausfallschritt mit dem hinteren Knie am Boden aufgesetzt.

Häufige Fehler: Das vordere Bein ist nicht tief genug gebeugt oder nicht in einer Linie mit dem Fußknöchel, das Knie ragt über die Zehen hinaus, Hohlkreuz.

Mein Tipp: Der hohe Ausfallschritt eignet sich als Vorbereitung für alle tieferen Rückbeugen. Er ist besonders gut als Modifikation zu Krieger I, da es für manche schwierig ist, die hintere Ferse zum Boden zu bekommen.

Tänzer

Sanskrit-Name: Natarajasana

Chakras: Solarplexus-Chakra, Herz-Chakra, Kehl-Chakra

Doshas: erhöht Vata & Pitta (+), verringert Kapha (–)

Körper: öffnet Brustraum und Schultern, dehnt die Frontseite des Körpers, hält die Wirbelsäule flexibel, dehnt die Bauchmuskulatur, stärkt die Bein- und Gesäßmuskulatur, stärkt die Balance

Geist & Emotion: vitalisierend, erhebend, hilft, den Geist zu fokussieren

Kontraindikationen: instabiler unterer Rücken, Schulterverletzungen

Variationen: Eine schöne Vorübung ist, den Tänzer im Vierfüßlerstand zu praktizieren. Um hier das Gleichgewicht zu halten, empfiehlt es sich, den gegenüberliegenden Fuß zu greifen.

Häufige Fehler: Gesamter Oberkörper weicht nach vorn aus, Hüftknochen sind nicht parallel nach vorn ausgerichtet, Oberkörper kippt nach vorn.

Mein Tipp: Der Tänzer wird oft inkorrekt und auch ungesund für das hintere Knie ausgeführt. Achte stets darauf, dass du dort keine Schmerzen spürst. Es empfiehlt sich, hier mit einem Gurt zu üben.

Seitbeugen

Infos über die Wirkungsweise
von Seitbeugen

Richtig ausgeführt, können Seitbeugen den ganzen Körper wieder in Balance bringen. Sie verlängern die seitliche Bauchmuskulatur, strecken die äußeren Hüften und aktivieren die Oberschenkelmuskulatur. Gleichzeitig verbessern sie die Beweglichkeit der Brustwirbelsäule und dehnen die Muskeln zwischen den Rippen (Interkostalmuskulatur). Durch das Strecken dieser Muskeln werden der Brustkorb und die Lunge geöffnet, unsere Atmung vertieft und verbessert. Atemwegserkrankungen wie Asthma, Allergien und Erkältungen werden gelindert. Auch die Bauchorgane (Leber, Milz, Galle, Bauchspeicheldrüse) werden stimuliert und besser durchblutet. Dadurch lassen sich Verdauung, Ausscheidung und Stoffwechselprozesse besser regulieren.

Sogar schwangere Frauen können von sanften Seitbeugen profitieren. Sie vermitteln ein Gefühl von mehr Raum für das wachsende Kind.

Mein Tipp: Ebenso wie die Rückbeugen sprechen Seitbeugen das sympathische Nervensystem an. Das heißt, sie wirken primär aktivierend und sind deshalb vor allem für die Morgenpraxis geeignet.

Körper

- dehnt die Zwischenrippenmuskulatur auf, öffnet die Hüfte
- macht auf Asymmetrien der Körperseiten aufmerksam (eine Körperseite ist meistens schwächer bzw. stärker als die andere)
- öffnet den Brustkorb
- balanciert Ungleichgewicht zwischen rechter und linker Körperseite aus
- hilft, die Fähigkeit zur tiefen Einatmung zu verbessern

Geist & Emotion

- vitalisierend
- belebend
- motivierend
- stimmungshebend
- fördert die Strahlkraft
- Zentrierungseffekt
- inspirierende Bewegung aufsteigende Energie (Pran & Udana Vayu)

Doshas

verringert Vata & Kapha (–), stehende Seitbeugen erhöhen Pitta (+), sitzende und liegende Seitbeugen kühlen Pitta (–)

Prana Vayus

Vyana, Prana, Udana

Schneidersitz mit Seitbeuge

Sanskrit-Name: Parsva Sukhasana
Chakras: Wurzel-Chakra, Sakral-Chakra, Herz-Chakra
Doshas: erhöht Vata (+), kühlt Pitta (–), verringert Kapha (–)
Körper: öffnet die Flanken und die Zwischenrippenmuskulatur und verhilft zu tieferer Atmung, dehnt den Nacken
Geist & Emotion: vitalisierend, inspirierend, zentrierend
Kontraindikationen: Rückenbeschwerden, Knieschmerzen
Variationen: Bei Nackenverspannungen muss der Kopf nicht nach oben gedreht werden, der Blick kann geradeaus gerichtet sein. Statt im Schneidersitz kannst du alternativ auch im Fersensitz sitzen. Wenn du weiter gehen möchtest, setze deinen rechten Ellbogen auf den Boden und drehe den Oberkörper noch mehr auf.
Häufige Fehler: Beide Gesäßhälften sind nicht fest am Boden verankert, Schultern sind zu nah an den Ohren, Nacken ist nicht lang genug.

Mein Tipp: Nutze die untere Hand, um dich in deine gegenüberliegende Gesäßhälfte zu schieben, sodass beide Sitzbeinhöcker gut verankert sind.

Gedrehte Kopf-zum-Knie-Pose

Sanskrit-Name: Parivrtta Janu Sirsasana
Chakras: Wurzel-Chakra, Sakral-Chakra, Solarplexus-Chakra
Doshas: erhöht Vata (+), kühlt Pitta (–), verringert Kapha (–)
Körper: Die gesamte Körperseite von der Hüfte bis zu den Fingerspitzen wird tief gedehnt (Zwischenrippenmuskulatur).
Geist & Emotion: vitalisierend, inspirierend, zentrierend
Kontraindikationen: nicht bei Verletzungen der Knie, Hüften, Arme oder Schultern
Variationen: Du kannst hier auch mit einem Gurt um den Fuß arbeiten und/oder zur Unterstützung auch mit einem Block oder einer Decke unter deinem Unterarm.
Häufige Fehler: Oberkörper knickt nach vorn ein, Gesäß hebt vom Boden ab.

Mein Tipp: Ziel dieser Haltung ist es nicht, auf Biegen und Brechen die Hände zum Fuß zu bringen, sondern die Flanken weit aufzudehnen und dabei im Oberkörper so lang wie möglich zu bleiben.

Tor

Sanskrit-Name: Parighasana
Chakra: Herz-Chakra
Doshas: erhöht Vata & Pitta (+), verringert Kapha (–)
Körper: dehnt die Innenseite der Oberschenkel, öffnet die Flanken und die Zwischenrippenmuskulatur und verhilft zu tieferer Atmung, dehnt die seitliche Hüfte (IT-Band), gleicht Dysbalancen in der rechten und linken Körperseite aus
Geist & Emotion: vitalisierend, inspirierend, zentrierend
Kontraindikationen: nicht bei Knieschmerzen oder Schulterverletzungen
Variationen: Richte bei Nackenverspannungen den Blick geradeaus, bei Knieproblemen eine Decke unterlegen. Du kannst die Seitbeuge auch zur gegenüberliegenden Seite praktizieren, indem du die Hand auf den Boden setzt und den Arm weit über den Kopf streckst. Aktiviere das Zentrum zusätzlich, indem du den unteren Fuß vom Boden abhebst.
Häufige Fehler: Oberkörper klappt nach vorn ab, Schulter ist zu nah an den Ohren, Fußaußenkante ist nicht aktiv am Boden, zu viel Druck auf der unteren Hand.

Mein Tipp: Stelle dir zwei imaginäre Glasscheiben vor, zwischen denen du dich zur Seite aufdehnst. Suche Aufrichtung und Länge in der Seite.

Seitstütz

Sanskrit-Name: Vasisthasana

Chakras: Solarplexus-Chakra, Herz-Chakra

Doshas: erhöht Vata & Pitta (+), verringert Kapha (–)

Körper: kräftigt die Arm- und seitliche Bauchmuskulatur, stärkt die Körpermitte, dehnt die gesamte Körperseite

Geist & Emotion: vitalisierend, motivierend, baut Willenskraft auf

Kontraindikationen: Handgelenks-, Ellbogen- und Schulterschmerzen, verkürzte Beininnenseiten, Schwangerschaft

Variationen: Übe mit deinem Fuß im 90-Grad-Winkel vor dir aufgesetzt für eine weniger intensive Variation. Eine fortgeschrittene Variante ist die Baumvariante mit dem Fuß auf der Innenseite des Oberschenkels. Um die Seitbeuge zusätzlich zu verstärken, kannst du den Arm über den Kopf ausstrecken. Bei Nackenverspannungen kann der Blick nach vorn gerichtet sein.

Häufige Fehler: Nicht die volle Ganzkörperspannung, unteres Handgelenk ist nicht direkt unter der Schulter.

Mein Tipp: Presse die Oberschenkel aktiv zusammen und achte besonders darauf, dass die untere Hand direkt unter der Schulter aufgesetzt ist. Starte mit den etwas schonenderen Varianten, um das Handgelenk zu schützen.

Seitwinkel

Sanskrit-Name: Utthita Parsvakonasana

Chakras: Solarplexus-Chakra, Herz-Chakra, Sakral-Chakra

Doshas: erhöht Vata & Pitta (+), verringert Kapha (–)

Körper: dehnt die Innenseite der Oberschenkel (Adduktoren), öffnet Flanken und Zwischenrippenmuskulatur, verhilft zu tieferer Atmung

Geist & Emotion: vitalisierend, inspirierend, erfrischend, zentrierend

Kontraindikationen: Knöchel-, Knie- oder Schulterprobleme

Variationen: Wenn du weiter gehen möchtest, kannst du entweder mit einem Block arbeiten, die Hand zum Boden oder in eine Bindung bringen. Bei Nackenverspannungen muss der Kopf nicht nach oben gedreht werden, der Blick kann ruhig geradeaus gerichtet bleiben.

Häufige Fehler: Zu viel Gewicht auf den Ellbogen oder der unteren Hand, Kollabieren im Oberkörper, Gesäß nach hinten rausgestreckt, Hohlkreuz, vorderes Knie fällt nach innen.

Mein Tipp: Für noch mehr Länge in deiner Körperseite stelle dir eine energetische Line vor, die von deiner hinteren Fußaußenkante bis in die Fingerspitzen verläuft.

Friedvoller Krieger

Sanskrit-Name: Shanti Virabhadrasana

Chakras: Wurzel-Chakra, Solarplexus-Chakra

Doshas: erhöht Vata & Pitta (+), verringert Kapha (–)

Körper: öffnet den Rumpf und die Zwischenrippenmuskulatur, verhilft zu tieferer Atmung, öffnet die Hüften, stärkt die Beine

Geist & Emotion: vitalisierend, inspirierend, belebend

Kontraindikationen: Knöchel-, Knie- oder Schulterprobleme

Variationen: Wenn du Anfänger*in bist, halte deine hintere Hand auf dem Oberschenkel. Im Laufe der Zeit kannst du die hintere Hand das Bein hinunterbewegen. Eine weitere und tiefere Dehnung erhältst du hier, wenn du das vordere Bein für ein paar Atemzüge streckst und in diese Variation der Seitbeuge gehst.

Häufige Fehler: Vorderes Bein ist nicht tief genug gebeugt, vorderes Knie rotiert nicht nach außen.

Mein Tipp: Diese stehende Seitbeuge fühlt sich wundervoll befreiend an. Halte diese Pose ein wenig länger, um den vollen Effekt zu erfahren. Der Friedvolle Krieger eignet sich auch in einer Flow-Sequenz, z. B. Seitwinkel, Krieger II, Friedvoller Krieger usw.

Dreieck

Sanskrit-Name: Trikonasana

Chakras: Wurzel-Chakra, Sakral-Chakra, Solarplexus-Chakra

Doshas: erhöht Vata & Pitta (+), verringert Kapha (–)

Körper: dehnt die Innenseite der Oberschenkel (Adduktoren), öffnet den Brustkorb, die Flanken und Zwischenrippenmuskulatur und verhilft zu tieferer Atmung

Geist & Emotion: vitalisierend, inspirierend, belebend, zentrierend

Kontraindikationen: Knöchel-, Knie- oder Schulterprobleme

Variationen: Bei Nackenverspannungen halte den Kopf nach vorn gerichtet. Achte bei Hypermobilität in den Gelenken darauf, dein vorderes Knie leicht zu beugen. Bei verkürzter Beininnenseite nutze den Block innen am vorderen Fuß als Unterstützung. Für eine tiefere Flankenöffnung kann der obere Arm zusätzlich nach vorn über den Kopf gestreckt werden.

Häufige Fehler: zu viel Gewicht auf der unteren oder oberen Hand, im Oberkörper kollabieren, Gesäß nach hinten rausgestreckt, Hohlkreuz

Mein Tipp: Stelle dir eine imaginäre Wand vor, an der du dich anlehnst.

Halbmond

Sanskrit-Name: Ardha Chandrasana
Chakras: Wurzel-Chakra, Herz-Chakra, Solarplexus-Chakra
Doshas: erhöht Vata & Pitta (+), verringert Kapha (–)
Körper: dehnt die Innenseite der Oberschenkel (Adduktoren), öffnet Flanken und Zwischenrippenmuskulatur und verhilft zu tieferer Atmung
Geist & Emotion: vitalisierend, inspirierend, belebend, fördert emotionale Offenheit und Ausstrahlung
Kontraindikationen: Verkürzte Oberschenkelinnenseiten (Adduktoren), bei Nackenverspannungen muss der Kopf nicht nach oben gedreht werden, der Blick kann ruhig geradeaus gerichtet sein.
Variationen: Wenn sich deine Beininnenseiten verkürzt anfühlen, ist es sehr hilfreich, im Halbmond mit einem Block zu arbeiten. Wer weiter gehen möchte, kann den oberen Fuß greifen.
Häufige Fehler: zu viel Gewicht auf der unteren Hand, Kollabieren im Oberkörper, Gesäß nach hinten rausgestreckt, Hohlkreuz

Mein Tipp: Stelle dir vor, du bist eine Sonne, die vom Nabelzentrum in ihrer Mitte aus in alle Richtungen strahlt. Tritt mit dem oberen Fuß kraftvoll wie gegen eine imaginäre Wand hinter dir und hebe so das obere Bein noch höher.

Gestreckte Hand-Fuß-Pose (seitlich)

Sanskrit-Name: Utthita Hasta Padangusthasana
Chakras: Sakral-Chakra, Herz-Chakra, Kehl-Chakra
Doshas: erhöht Vata & Pitta (+), verringert Kapha (–)
Körper: öffnet und streckt die Seite des Körpers, dehnt die Innenseite der Oberschenkel (Adduktoren) und die Beinrückseiten (Hamstrings), fördert das Gleichgewicht
Geist & Emotion: vitalisierend, belebend, fördert emotionale Offenheit und Selbstbewusstsein
Kontraindikationen: bei Verletzungen an den Hamstrings, Oberschenkelmuskeln, dem Quadrizeps und den Waden
Variationen: Gurt um die Fußsohle des ausgestreckten Beins. Oberkörper dabei ganz gerade über deinen Hüften halten und Schultern entspannt im Rücken verankern. Führe dein Bein kontrolliert über vorn zur Seite. Für mehr Stabilität Hand an die Hüfte setzen oder den Arm zur Decke strecken.
Häufige Fehler: Hüfte ist nach oben geöffnet, um so das Bein höher zu ziehen.

Mein Tipp: Bevor du in diese intensive Dehnung der inneren Oberschenkel gehst, wärme dich gut auf (Dreieck, weite Stehende Vorbeuge).

Vorbeugen

Infos über die Wirkungsweise
von Vorbeugen

Für die Vorbeugen empfehle ich dir, dich etwas erhöht auf die Kante einer Decke zu setzen. Wenn dein Becken erhöht ist, ist es leichter, mit langem Rücken in die Vorbeuge zu gehen.

Das Ziel der Vorbeugen besteht nicht darin, unbedingt deine Zehen berühren zu können. Wenn die Vorbeuge eine Rundung des Rückens mit sich bringt, solltest du deine Knie leicht beugen, um den unteren Rücken ausreichend strecken zu können. Eine Vorbeuge beginnt in den Hüften und den Hüftgelenken. Mit der Länge im unteren Rücken bewegen wir uns allmählich weiter nach vorn.

Wenn du tiefer in die Vorbeuge kommen möchtest, praktiziere die Asana zuerst dynamisch: Finde mit jeder Einatmung mehr Länge in der Wirbelsäule und mit jeder Ausatmung schmelze tiefer. Fokussiere dich auf eine lange Ausatmung und atme in den unteren Bauch. Das beruhigt dein Nervensystem und fördert den Prozess des Loslassens.

Der Schwerpunkt liegt auf der Vorwärtsbewegung der Hüftgelenke und der gleichzeitigen Beibehaltung der Länge im Rumpf. Wenn du im Rücken rund wirst, halte an und stelle die Länge wieder her.

Körper

- Augen und Ohren sind »nach innen gerichtet«
- Wiederherstellung und Beruhigung des Nervensystems
- dehnt, stärkt und stabilisiert den Rücken (vor allem dynamische Vorbeugen)
- streckt die Beinrückseiten (Hamstrings)
- entwickelt die Ausatmung

Doshas

reduziert Vata & Pitta (–), insbesondere sitzende Vorwärtsbeugen, erhöht Kapha (+)

Geist & Emotion

- beruhigend für den Geist
- introspektiv und kontemplativ – stärkt die Beziehung zu uns selbst
- erdend und stabilisierend
- fördert den meditativen und kontemplativen Geisteszustand
- entwickelt die Fähigkeit, loszulassen
- stärkt Hingabe und Entspannung

Prana Vayus

Apana, Samana

Schmetterling

Sanskrit-Name: Baddha Konasana

Chakras: Wurzel-Chakra, Sakral-Chakra

Doshas: reduziert Vata & Pitta (–), erhöht Kapha (+)

Körper: öffnet die äußeren Hüften und die Leistengegend

Geist & Emotion: wirkt beruhigend und kontemplativ, hilft, Stress und Angst abzubauen

Kontraindikationen: nicht bei Leisten-, Knie- oder Hüftverletzungen, Kopfschmerzen

Variationen: Im sitzenden Schmetterling kannst du mit verschiedenen Fußvariationen spielen. Je nachdem, wie nah die Füße an deinem Gesäß sind, verändert sich die Dehnung in Hüfte und Leiste. Der Liegende Schmetterling ist eine restorative Variation in Rückenlage mit den Fußsohlen zusammen, sodass sich die Knie zu den Seiten öffnen können. Die ist ideal zu Beginn oder zum Ende einer Yoga-Einheit. Die Wirbelsäule kann zusätzlich von einem Bolster und/oder einer Decke unterstützt werden und die Hände können hierbei entlang des Körpers oder auf dem unteren Bauch ruhen.

Häufige Fehler: im unteren Rücken rund werden

Mein Tipp: Setze dich erhöht auf eine Deckenkante, wenn du die Tendenz hast, im Oberkörper rund zu werden.

Kind

Sanskrit-Name: Balasana

Chakras: Wurzel-Chakra, Solarplexus-Chakra

Doshas: reduziert Vata & Pitta (–), erhöht Kapha (+)

Körper: sanfte Dehnung für Rücken, Hüften, Oberschenkel und Knöchel, kann helfen, Rückenschmerzen zu lindern

Geist & Emotion: beruhigend, kontemplativ

Kontraindikationen: Knieverletzungen, bei Schwangerschaft die Beine weiter öffnen, damit Platz für den Bauch ist

Variationen: Als Unterstützung für empfindliche Knie lege eine Decke zwischen Oberschenkel und Waden. Wenn die Oberschenkel eng zusammenliegen, werden die Bauchorgane zusätzlich massiert. Atme dabei tief in den unteren Bauch.

Häufige Fehler: Nacken wird überstreckt, um das zu vermeiden, verwende eine Decke unter der Stirn als Unterstützung.

Mein Tipp: Die Haltung des Kindes ist eine hervorragende Startposition für deine Yoga-Praxis. Sie ist auch die beliebteste Ruheposition. Diese Haltung ist ausdrücklich »erlaubt«, wann immer du eine Verschnaufpause brauchst. Höre auf die Stimme deines Körpers. Die Pose wirkt beruhigend und ist auch am Ende eines stressigen Arbeitstags und vor dem Schlafengehen ideal.

Vollständige sitzende Vorbeuge

Sanskrit-Name: Pashimottanasana
Chakras: Wurzel-Chakra, Sakral-Chakra
Doshas: reduziert Vata & Pitta (–), erhöht Kapha (+)
Körper: dehnt die Körperrückseite und besonders die Beinrückseiten (Hamstrings), regt die Verdauung an, regt Nieren und Leber an
Geist & Emotion: beruhigt den Geist und das Nervensystem, kontemplativ, schlaffördernd, Meditationsvorbereitung
Kontraindikationen: Knieverletzungen, Bandscheibenvorfall oder Schmerzen im unteren Rücken, Schwangerschaft
Variationen: Es ist hilfreich, mit einem Gurt über den Fußballen zu arbeiten. Bei Schmerzen im Knie kannst du eine gerollte Decke unter die gestreckten Beine legen. Eine fortgeschrittene Variante ist, ein bis zwei Blöcke vor die Füße zu setzen, um hier einen Gegendruck zu haben und dich noch weiter nach unten ziehen zu können.
Häufige Fehler: mit rundem Rücken nach vorn klappen, Oberkörper nicht gestreckt

Mein Tipp: Je länger du in der Haltung bleibst, desto beruhigender wirkt sie. Pashimottanasana ist ideal vor dem Schlafengehen, um das Nervensystem runterzufahren (1–3 Minuten halten).

Sitzende gegrätschte Vorbeuge

Sanskrit-Name: Upavistha Konasana

Chakras: Wurzel-Chakra, Sakral-Chakra

Doshas: reduziert Vata & Pitta (–), erhöht Kapha (+)

Körper: streckt die Oberschenkelrückseiten, dehnt die Oberschenkelinnenseiten (Adduktoren), fördert Mobilität in den Hüftgelenken

Geist & Emotion: kontemplativ, beruhigt den Geist und das Nervensystem

Kontraindikationen: Knie- oder Leistenschmerzen, Bandscheibenvorfall, Schmerzen im unteren Rücken

Variationen: Um die Öffnung der Hüften zu unterstützen, setze dich auf die Kante einer Decke. Wenn du sensible Knie hast oder zu Überstreckung in den Gelenken neigst, beuge die Knie in der Haltung leicht an. Als weitere Übungsvariation kannst du dich jeweils über das rechte und linke Bein beugen.

Häufige Fehler: Oberschenkel rotieren nach innen, runder Rücken.

Mein Tipp: Wie bei allen Vorbeugen liegt der Schwerpunkt auf der Bewegung der Hüftgelenke und der Beibehaltung der Länge im Rumpf. Sobald der Rücken rund wird, halte inne und arbeite an der Länge der Wirbelsäule, rotiere dabei die Beine kraftvoll nach außen und flexe die Füße. Beachte die Grenzen deines Körpers.

Einbeinige Taube

Sanskrit-Name: Eka Pada Rajakapotasana
Chakras: Wurzel-Chakra, Sakral-Chakra
Doshas: reduziert Vata & Pitta (–), erhöht Kapha (+)
Körper: öffnet die äußeren Hüften, streckt die Oberschenkel und die Gesäßmuskulatur (Gluteus maximus), dehnt den Psoas und die Leisten
Geist & Emotion: löst Ängste, Anspannungen und Stress
Kontraindikationen: Knieverletzungen, Meniskusschäden, Schwangerschaft
Variationen: Wenn du Knieschmerzen hast, praktiziere Figur 4 im Liegen, die einen ganz ähnlichen Effekt hat wie die Taube. Wenn du weiter gehen möchtest, bringe das vordere Schienbein parallel zur Vorderseite der Matte, sodass dein Knöchel hinter deiner linken Hand ist.
Häufige Fehler: Beide Hüften sind nicht parallel zum Boden ausgerichtet, hinterer Fuß sichelt oder rutscht zur Seite weg, hinteres Bein ist nicht genug gestreckt.

Mein Tipp: Dies kann eine starke Dehnung für die äußere Hüfte sein. Halte den vorderen Fuß zunächst nah am Schambein. Erwarte nicht von dir, das Schienbein sofort parallel zur Mattenkante zu bringen, und höre auf die Signale deines Körpers.

Stehende Vorbeuge

Sanskrit-Name: Uttanasana
Chakras: Wurzel-Chakra, Sakral-Chakra, Solarplexus-Chakra
Doshas: reduziert Vata & Pitta (–), erhöht Kapha (+)
Körper: dehnt die komplette Körperrückseite, die Beinrückseiten (Hamstrings) und die großen Rückenmuskeln (Erector spinae)
Geist & Emotion: wirkt beruhigend, hilft gegen Verspannungen und Stress
Kontraindikationen: Rückenschmerzen, Bandscheibenvorfall, Kopfschmerzen
Variationen: Wenn die Hände nicht auf den Boden kommen, nutze zwei Blöcke. Schulteröffner-Variante: Verschränke die Hände hinter dem unteren Rücken, tauche ausatmend ab und ziehe die Hände über den Kopf Richtung Boden. Die Ellbogengelenke dabei nicht überstrecken.
Häufige Fehler: Nacken ist angespannt, Kniegelenke sind überstreckt, zu viel Gewicht auf den Fersen.

Mein Tipp: Uttanasana ist ein guter Ausgleich zu einer Vorbeugen-Armbalance wie der Krähe, um die Handgelenke zu entlasten. Die Übung ist ideal vor dem Schlafengehen, um das Nervensystem runterzufahren (mindestens 1–3 Minuten halten). Als Variante kannst du hier auch einen Block unter den Kopf legen.

Stehende Pyramide

Sanskrit-Name: Parshvottanasana

Chakras: Wurzel-Chakra, Sakral-Chakra

Doshas: reduziert Vata & Pitta (–), erhöht Kapha (+)

Körper: dehnt die komplette Körperrückseite, die Beinrückseiten (Hamstrings) und die großen Rückenmuskeln (Erector spinae)

Geist & Emotion: beruhigt Geist und Nervensystem, erdend, stärkt mentalen Fokus und Klarheit

Kontraindikationen: Rückenschmerzen, Bandscheibenvorfall, Bluthochdruck, Kopfschmerzen

Variationen: Wenn deine Beinrückseiten verkürzt sind und du mit den Händen nicht auf den Boden kommst, nutze zwei Blöcke unter den Händen und beuge das vordere Knie ein wenig. Wer weiter gehen möchte, kann die Hände in Namaste hinter dem Rücken (umgedrehte Gebetshaltung) zusammenbringen.

Häufige Fehler: Zu kleiner Abstand zwischen den Beinen, Füße stehen nicht hüftbreit und parallel, Hüften sind nicht parallel nach vorn ausgerichtet.

Mein Tipp: Wechsle dynamisch zwischen der halben und der ganzen Vorbeuge hin und her. Finde bei jeder Einatmung mehr Länge und gehe bei jeder Ausatmung noch tiefer in die Vorbeuge.

Squat

Sanskrit-Name: Malasana

Chakras: Wurzel-Chakra, Sakral-Chakra

Doshas: reduziert Vata & Pitta (–), erhöht Kapha (+)

Körper: hilft, die Flexibilität in den Leisten und Kniegelenken zu stärken, verlängert die Wirbelsäule, aktiviert das Verdauungssystem

Geist & Emotion: erdend, stabilisierend, beruhigt den Geist

Kontraindikationen: Schmerzen im unteren Rücken, Knieschmerzen

Variationen: Da unsere Hüften und Waden tendenziell eher verkürzt sind, ist der Squat für viele Menschen sehr herausfordernd. Hier empfiehlt es sich, als Unterstützung z. B. eine gefaltete Decke unter die Fersen oder einen Block unter das Gesäß zu schieben. Eine andere Variation ist der Squat mit einem ausgestreckten Bein, was zusätzlich die Beininnenseiten dehnt.

Häufige Fehler: Oberkörper fällt nach hinten, Rücken nicht aufrecht, Fersen heben vom Boden ab.

Mein Tipp: Generell wollen wir hier an der Länge der Wirbelsäule und der Öffnung der Hüften arbeiten. Nach ein paar Atemzügen tut es jedoch auch gut, kurz mal »abzuhängen« – den Oberkörper zwischen den Beinen rund werden zu lassen und die Hände zum Boden zu bringen.

Boot

Sanskrit-Name: Paripurna Navasana
Chakra: Solarplexus-Chakra
Doshas: reduziert Vata & Pitta (–), erhöht Kapha (+)
Körper: stärkt die Bauch- und Rückenmuskulatur, verbessert das Gleichgewicht und die Verdauung, stärkt den Nacken, die Wirbelsäule und die Hüftbeuger
Geist & Emotion: stabilisierend, zentrierend, stärkt das Selbstbewusstsein
Kontraindikationen: Asthma, Herzprobleme, Menstruation, Schwangerschaft
Variationen: Für eine tiefere Dehnung der Beinrückseiten kannst du hier zusätzlich die großen Zehen greifen und den Oberkörper ganz gerade an die Oberschenkel heranziehen. Oft ist es schwierig, die angehobenen Beine zu strecken. Als Variante kannst du auch mit einem Gurt um die Fußsohlen arbeiten. Achte dabei darauf, im Oberkörper aufrecht zu bleiben und die Schultern im Rücken zu verankern.
Häufige Fehler: zu runder Rücken, Beinmuskulatur nicht genug aktiviert

Mein Tipp: Stelle dir vor, du bist ein Klappmesser. Bleibe in der Wirbelsäule ganz aufrecht und gerade und schenke dir selbst ein Lächeln.

Krähe

Sanskrit-Name: Bakasana

Chakras: Sakral-Chakra, Herz-Chakra

Doshas: reduziert Vata & Pitta (–), erhöht Kapha (+)

Körper: stärkt Arme, Schultern, Handgelenke und Bauchmuskulatur

Geist & Emotion: fokussiert den Geist, stärkt das Selbstvertrauen in die eigenen Fähigkeiten

Kontraindikationen: Schwangerschaft, Menstruation, Instabilität oder Schmerzen in Schultern und Handgelenken, Arthritis, Bluthochdruck

Variationen: Wenn du beginnst, Bakasana zu üben, und Angst hast, auf den Kopf zu fallen, empfehle ich dir, eine Decke oder ein Kissen vor dir auf den Boden zu legen. Um den Übergang zur Krähenhaltung zu erleichtern, kannst du versuchen, von einem Block aus zu starten.

Häufige Fehler: Blick ist nicht nach vorn gerichtet, Knie zu weit weg von den Achseln.

Mein Tipp: Die Basis deiner Hände ist besonders wichtig. Denke an die Hände und Füße eines Geckos, mit denen er an der Wand klebt. So tragfähig – »klebrig« – sollen auch deine Hände am Boden sein.

Krieger III

Sanskrit-Name: Virabhadrasana III

Chakras: Wurzel-Chakra, Solarplexus-Chakra

Doshas: reduziert Vata & Pitta (–), erhöht Kapha (+)

Körper: stärkt die Beine und großen Rückenmuskeln (Erector spinae), verbessert die Haltung, dehnt die Beinrückseiten (Hamstrings)

Geist & Emotion: stabilisierend, erdend, fokussiert den Geist und fördert das innere Gleichgewicht

Kontraindikationen: Bandscheibenvorfall, Bluthochdruck, Kopfschmerzen

Variationen: Wenn es dir schwerfällt, die Balance zu finden, kannst du die Pose an einer Stuhllehne oder einer Wand üben. Die Fortgeschrittenenvariante wird mit beiden Armen ausgestreckt vor dem Körper praktiziert. Leichtere Armvarianten sind die entlang des Körpers oder vor dem Herzen in Gebetshaltung.

Häufige Fehler: Hüfte ist geöffnet, nicht parallel zum Boden.

Mein Tipp: Stelle dir vor, du trittst gegen eine imaginäre Wand hinter dir und mit deiner Kopfkrone schiebst du gleichzeitig nach vorn. Ziehe dich in beide Richtungen auseinander und in die Länge.

Ausgestreckte Hand-Fuß-Pose

Sanskrit-Name: Eka Hasta Padangusthasana
Chakras: Wurzel-Chakra, Sakral-Chakra
Doshas: reduziert Vata & Pitta (–), erhöht Kapha (+)
Körper: dehnt die Beinrückseiten (Hamstrings), stärkt die Beinmuskulatur
Geist & Emotion: erdend, stabilisierend, trainiert den Gleichgewichtssinn und die Konzentrationsfähigkeit
Kontraindikationen: Knöchel- oder Knieprobleme, Schmerzen im unteren Rücken
Variationen: Achtung: Bei Tendenz zur Überstreckung in den Gelenken bitte das Standbein nur leicht beugen. Verwende bei verkürzten Beinrückseiten als Hilfsmittel einen Gurt um den Fußballen und halte ihn mit den Händen fest, sodass deine Schultern entspannt im Rücken ruhen können.
Häufige Fehler: Hüfte angehoben, Schultern sind nicht entspannt.

Mein Tipp: Die meisten von uns haben verkürzte Beinrückseiten, also nicht verzagen und lieber erst einmal mit einem Gurt arbeiten. Du kannst dein Standbein auch ganz leicht beugen, strecke dann jedoch dein oberes Bein.

Drehungen

Infos über die Wirkungsweise
von Drehungen

Nach Rückbeugen und langen Vorbeugen kannst du durch Drehungen die Wirbelsäule neutralisieren. Drehhaltungen schaffen Stabilität und Flexibilität in der Wirbelsäule. Durch die Massage der Bauch- und Verdauungsorgane wirken sie entgiftend und regen den Stoffwechsel an. Zusätzlich helfen sie, emotionale Anspannungen und innere Blockaden zu lösen.

Achte darauf, Drehungen immer im Nabelzentrum zu beginnen. Kopf und Nacken drehen zuletzt. Rotiere immer gleichmäßig zur rechten und zur linken Seite. Atme während der Drehung tief in den Bauch.

Schaffe ein klares Fundament durch die Ausrichtung deiner Hüften. Der untere Körperteil sollte stabil bleiben, während sich der Oberkörper dreht. Wenn du im Oberkörper rund wirst, setze dich auf die Kante einer Decke.

Während der Schwangerschaft, bei Bandscheibenvorfällen oder Hexenschüssen sollten Drehungen nicht praktiziert werden. Bei Nackenverspannungen drehe den Kopf nur sanft nach hinten und halte dein Kinn auf Höhe des Brustbeins.

Mein Tipp: Die Wechselatmung Nadi Shodhana ist eine wunderbare Ergänzung zu einer Praxis mit Drehungen.

Körper

- hydriert die Bandscheiben
- schafft Offenheit in der Brust und massiert die Nieren (in der chinesischen Medizin »Organe der Angst«)
- hilft, Agni (das Verdauungsfeuer) anzuregen
- erhöht die Flexibilität in der Wirbelsäule
- wohltuend für den verspannten Rücken
- verbessert die Haltung
- balanciert die Gehirnhälften

Geist & Emotion

- wirkt reinigend und klärend für den Geist
- schafft spirituelle Klarheit
- kreiert innere Balance und Ausgeglichenheit
- löst Stress und Anspannung
- befreit von Ängsten und Depressionen
- fördert das geistige und emotionale »Verdauen« von Informationen

Doshas

Bei den Drehungen werden alle drei Doshas, Vata, Pitta und Kapha, balanciert und angesprochen, deshalb nennt man diese Wirkungsweise tridoshic.

Prana Vayu

Samana

Liegende Drehung

Sanskrit-Name: Jathara Parivartanasana
Chakra: Solarplexus-Chakra
Doshas: tridoshic, balanciert alle drei Doshas: Vata, Pitta & Kapha
Körper: massiert Bauchorgane und Nieren, hilft, Giftstoffe zu entfernen, unterstützt die Verdauung, dehnt Rücken und Gesäßmuskulatur, löst Schmerzen im unteren Rücken
Geist & Emotion: beruhigt den Geist, bringt den Fokus nach innen, wirkt ausgleichend und befreiend
Kontraindikationen: Rückenschmerzen, Bandscheibenvorfall, Knieverletzung, Schwangerschaft
Variationen: Schiebe zur Unterstützung einen Block oder ein Kissen unter dein oberes Knie, damit die Schultern entspannt am Boden bleiben können. Klemme alternativ eine Decke oder einen Bolster zwischen deine Oberschenkel. Lege den Kopf auf eine Decke, um den Nacken zu entspannen.
Häufige Fehler: Schulter vom Boden abgehoben, Knie sind nicht auf Nabelhöhe, Nacken verkrampft.

Mein Tipp: Eignet sich hervorragend vor der Schlussentspannung. Es gibt die verschiedensten Beinvariationen: doppelte Beine, ausgestrecktes Bein oder Adlerbeine. Jede Variation spricht andere Bereiche deiner Wirbelsäule an.

Gedrehter Schneidersitz

Sanskrit-Name: Parivrtta Sukhasana

Chakras: Solarplexus-Chakra, Herz-Chakra, Kehl-Chakra

Doshas: tridoshic, balanciert alle drei Doshas: Vata, Pitta & Kapha

Körper: erhöht die Flexibilität im Rücken, in den Schultern und der Wirbelsäule, massiert die Bauchorgane, hilft, Agni (das Verdauungsfeuer) anzuregen

Geist & Emotion: löst Stress, Anspannungen und befreit von Ängsten

Kontraindikationen: Rückenschmerzen, Bandscheibenvorfall, Arthritis, Schwangerschaft

Variationen: Wenn du weiter gehen möchtest, kannst du hier auch in einen halben gedrehten Lotossitz gehen und deinen Fuß dabei greifen oder den hinteren Arm um dich herumwickeln und die Hand an der Innenseite des Oberschenkels einhaken.

Häufige Fehler: Oberkörper nicht aufrecht, beide Sitzbeinhöcker sind nicht fest auf dem Boden.

Mein Tipp: Stelle dir vor, deine Wirbelsäule ist wie ein nasses Handtuch, das du auswringen möchtest. Stelle dir vor, dass der Nabel energetisch nach links ziehen will, während du im Oberkörper nach rechts drehst.

Drehsitz

Sanskrit-Name: Ardha Matsyendrasana

Chakras: Solarplexus-Chakra, Kehl-Chakra, Herz-Chakra

Doshas: tridoshic, balanciert alle drei Doshas: Vata, Pitta & Kapha

Körper: erhöht die Flexibilität in der Wirbelsäule, öffnet die Schultern, massiert die Bauchorgane, hilft, Agni (das Verdauungsfeuer) anzuregen

Geist & Emotion: löst Stress, wirkt verinnerlichend, klärt und reinigt den Geist, fördert das geistig-emotionale »Verdauen« und Integrieren von neuen Informationen

Kontraindikationen: Rückenschmerzen, Bandscheibenvorfall, Arthritis, Schwangerschaft

Variationen: Als Armvariation kannst du deinen oberen Ellbogen auch außen am Oberschenkel aufsetzen und Daumen und Zeigefinger für das Gyan Mudra zusammenbringen.

Häufige Fehler: zuerst den Kopf gedreht, nicht vom Bauchnabel beginnend in die Drehung gegangen, nicht aufrecht in der Wirbelsäule, sondern rund im Rücken

Mein Tipp: Auch wenn eine Drehung eine statische Pose ist, geht die »innere subtile Bewegung« der Asana mit der Atmung stets weiter.

Seitliche Krähe

Sanskrit-Name: Parsva Bakasana

Chakras: Sakral-Chakra, Solarplexus-Chakra

Doshas: balanciert Vata & Kapha, kann Pitta erhöhen (+)

Körper: stärkt die Rumpfmuskulatur, besonders Arme, Hände und Bauch, fördert das Gleichgewicht, dehnt die Handgelenke

Geist & Emotion: stärkt Selbstvertrauen, Kraft und Spielfreude

Kontraindikationen: Handgelenksverletzungen, Schulterschmerzen, Karpaltunnelsyndrom, Arthritis, Schwangerschaft

Variationen: Es kann hilfreich sein, die Seitliche Krähe von zwei Blöcken aus zu starten. Wenn du Sorge hast, auf den Kopf zu fallen, hilft es, in Armbalancen eine Decke unter dem Gesicht als Polsterung zu platzieren.

Häufige Fehler: Blick nicht nach vorn gerichtet, Kopf knickt ab.

Mein Tipp: Um die Hände zu entlasten, ist es angenehm, zwischen den Wiederholungen in die Stehende Vorbeuge zu kommen, wo die Handflächen unter den Fußsohlen sind, um diese hier zu massieren.

Gedrehte weite Vorbeuge

Sanskrit-Name: Parivrtta Prasarita Padottanasana

Chakras: Sakral-Chakra, Solarplexus-Chakra, Kehl-Chakra

Doshas: tridoshic, balanciert alle drei Doshas: Vata, Pitta & Kapha

Körper: dehnt die inneren Oberschenkel und die Beinrückseiten (Hamstrings), löst Verspannungen im Schulter- und Nackenbereich, mobilisiert die Wirbelsäule, massiert die Bauchorgane

Geist & Emotion: löst Stress und Nervosität, beruhigt den Geist

Kontraindikationen: Schwangerschaft, Kopfschmerzen, Halswirbelprobleme, Bluthochdruck

Variationen: Falls sich deine Beinrückseiten eng anfühlen, arbeite zusätzlich mit einem Block unter deinem Gesicht am Boden. Für eine tiefere Drehung kannst du deine jeweils untere Hand ganz zum gegenüberliegenden Fußgelenk bringen.

Häufige Fehler: In den unteren Arm einsacken, die Hüften verschieben sich.

Mein Tipp: Diese Haltung hilft besonders bei Verspannungen rund um die Brustwirbelsäule und im Schulterblattbereich. Nutze den Zug deiner Hand am Knöchel hier besonders aktiv, um die Drehung zu intensivieren.

Hoher gedrehter Ausfallschritt

Sanskrit-Name: Parivrtta Anjaneyasana

Chakras: Solarplexus-Chakra, Wurzel-Chakra

Doshas: tridoshic, balanciert alle drei Doshas: Vata, Pitta & Kapha

Körper: stärkt und dehnt die Oberschenkel- und die Gesäßmuskulatur, massiert die Bauchorgane, dehnt den Psoas und die Hüften

Geist & Emotion: löst Stress und Ängste, beruhigt und klärt den Geist

Kontraindikationen: Bandscheibenvorfall, Knieschmerzen, Bluthochdruck, Schwangerschaft

Variationen: Als leichtere Variante bringe das hintere Knie zum Boden. Falls du empfindliche Knie hast, lege eine Decke unter. Wer weiter gehen möchte, kann die jeweilige Hand zur äußeren Seite des vorderen Fußes auf den Boden oder Block setzen und die obere Hand nach oben strecken.

Häufige Fehler: Der Schritt ist zu klein und das Knie ragt über die Zehen, die Drehung beginnt nicht im Nabelzentrum.

Mein Tipp: Nimm dir Zeit, die Basis gut auszurichten, die Füße zu erden und den unteren Rücken zu verlängern. Gehe langsam und geführt in diese Haltung.

Gedrehte Pyramide

Sanskrit-Name: Parivrtta Parsvottanasana
Chakras: Sakral-Chakra, Solarplexus-Chakra, Wurzel-Chakra
Doshas: tridoshic, balanciert alle drei Doshas: Vata, Pitta & Kapha
Körper: öffnet Brust und Schultern, streckt die Wirbelsäule und vergrößert die Bewegungsfreiheit, stärkt die Oberschenkelmuskulatur, löst Verdauungsprobleme, lindert die Symptome von Asthma
Geist & Emotion: beruhigt, klärt und balanciert den Geist und die Emotionen
Kontraindikationen: Bandscheibenvorfall, Schwangerschaft, Bluthochdruck, Kopfschmerzen, Durchfall
Variationen: Als leichtere Variante setze die untere Hand zunächst innen am Fuß auf den Boden oder auf einen Block.
Häufige Fehler: Die Hüftknochen sind nicht parallel ausgerichtet, die Kniegelenke sind überstreckt, die Drehung kommt nicht vom Nabelzentrum.

Mein Tipp: Diese Haltung ist intensiv, wärme vorher deine Beine gut auf und dehne die Körperrückseite, z. B. mit der Stehenden oder Sitzenden Vorbeuge.

Gedrehter Halbmond

Sanskrit-Name: Parivrtta Ardha Chandrasana

Chakras: Sakral-Chakra, Solarplexus-Chakra, Wurzel-Chakra

Doshas: tridoshic, balanciert alle drei Doshas: Vata, Pitta & Kapha

Körper: stärkt die Oberschenkel- (Quadrizeps) und Gesäßmuskulatur (Gluteus maximus), dehnt die Beinrückseiten (Hamstrings) und äußere Hüfte (IT-Band), erhöht das Gleichgewicht

Geist & Emotion: verbessert den Fokus und die mentale Klarheit

Kontraindikationen: Verletzungen an Fuß oder Knöchel, Bandscheibenvorfall, Kopfschmerzen, Durchfall, niedriger Blutdruck, Schwangerschaft

Variationen: Wenn sich deine Beinrückseiten (Hamstrings) eng anfühlen, nutze einen Block unter deiner vorderen Hand.

Häufige Fehler: Beine sind nicht gleichzeitig aktiv, Kniegelenke sind überstreckt.

Mein Tipp: Der Gedrehte Halbmond ist eine herausfordernde Pose und braucht gute Vorbereitung. Nutze andere Drehungen und Vorbeugen, wie z. B. die Stehende Vorbeuge, die Gedrehte stehende Vorbeuge und die Gedrehte Pyramide, um deine Beinrückseiten vorzubereiten.

Streckungen

Infos über die Wirkungsweise
von Streckungen

Die energetische Wirkungsweise der Arbeit mit Streckungen ist äußerlich nicht sichtbar, sondern findet subtil, vor allem im Inneren statt. Ihr primäres körperliches Ziel ist es, mehr Länge in der Wirbelsäule zu schaffen. Deshalb ist es hilfreich, eine Verbindung vom Steißbein bis zur Kopfkrone zu visualisieren und zu erspüren.

Durch die Räume zwischen den Wirbelkörpern verlaufen Blutgefäße und Nervengeflechte, deren Durchblutung für unsere Gesundheit wichtig ist. Streckungen wie Herabschauender Hund, Berg oder Krieger II geben uns die Möglichkeit, uns intensiv auf unsere Atmung zu fokussieren und präsenter im Hier und Jetzt zu sein.

In Posen wie z. B. der Berghaltung oder dem Baum haben wir die Möglichkeit, uns körperlich wie geistig zu erheben. Streckungen haben einen fast neutralen Effekt auf unsere Energie (Prana Vayus) und Doshas und können deshalb morgens wie abends praktiziert werden. Der Liegestütz sollte nicht in Kombination mit dem Heraufschauenden Hund vor dem Schlafengehen praktiziert werden. Abends wollen wir vor allem mit Vorbeugen und Drehungen den Geist beruhigen.

Körper

- schafft Raum zwischen den Wirbelkörpern
- integriert und verlängert alle vier Abschnitte der Wirbelsäule
- kreiert Stabilität vom Zentrum aus
- streckt die Vorderseite, den Rücken und die Körperseiten
- unterstützt die aufrechte Körperhaltung
- verbessert die Qualität der Atmung

Geist & Emotion

- unterstützt einen größeren mentalen Zugang zur Wirbelsäule
- introspektiver Effekt wegen weniger Körperbewegung und Dehnung
- innere Aufrichtung
- geistig erhebend und zentrierend
- erzeugt angenehme innere Wärme
- fördert Präsenz in der eigenen Gegenwart und der Einfachheit des Seins
- Zugang zu subtileren Energien kann erreicht werden

Doshas

hat fast einen neutralen Effekt auf Vata und Pitta (=), verringert Kapha (–)

Prana Vayus

Pran, Vyana

Schneidersitz

Sanskrit-Name: Sukhasana

Chakras: Wurzel-Chakra, Stirn-Chakra

Doshas: neutraler Effekt auf Vata & Pitta (=), verringert Kapha (–)

Körper: stärkt und streckt die Rückenmuskulatur, kreiert Länge in der Wirbelsäule, öffnet die Hüften

Geist & Emotion: erdende, zentrierende Wirkung, fördert innere Aufrichtung und Präsenz

Kontraindikationen: Knieschmerzen, Fuß- oder Knöchelschmerzen

Variationen: Die ganz klassische Variante ist, mit den Schienbeinen parallel und den Füßen direkt unter den Knien gestapelt zu sitzen. Eine andere und einfachere Variante, die ich persönlich vorziehe, ist, die Fußknöchel in eine Linie voreinander zu bringen.

Häufige Fehler: Becken nicht gekippt, runder Rücken, das Schambein zeigt nicht nach unten Richtung Boden.

Mein Tipp: Ein guter und stabiler Sitz ist die Basis eines stabilen Geistes und damit auch die Basis unserer Meditation. Die leichte Kippstellung deines Beckens hier ist essenziell, um aufrecht sitzen zu können.

Fersensitz

Sanskrit-Name: Vajrasana

Chakras: Wurzel-Chakra, Sakral-Chakra, Stirn-Chakra

Doshas: neutraler Effekt auf Vata & Pitta (=), verringert Kapha (–)

Körper: stärkt und streckt die Rückenmuskulatur, kreiert Länge in der Wirbelsäule, öffnet die Hüften

Geist & Emotion: zentrierende Wirkung, fördert innere Aufrichtung und Präsenz

Kontraindikationen: Knieprobleme, Knöchel- oder Wadenverletzungen, schwangere Frauen sollten die Knie etwas auseinanderhalten, damit kein Druck auf den Bauch ausgeübt wird.

Variationen: Falls der Sitz schmerzhaft für deine Knie ist oder sich »unmöglich« anfühlt, nutze entsprechende Hilfsmittel und schiebe einen oder auch mehrere Blöcke unter dein Gesäß. Lege alternativ eine gefaltete Decke zwischen Gesäß und Füße. Vor allem bei Männern ist diese Pose oft schwierig für die Knie, ebenso bei verkürzter Oberschenkelmuskulatur.

Häufige Fehler: nicht aufrecht sitzen, Hohlkreuz, Hals nicht gestreckt

Mein Tipp: Der Fersensitz eignet sich besonders für Pranayama (Atemübungen) wie z. B. die tiefe Ujjayi-Atmung, Kapalabhati oder Nadi Shodhana.

Herabschauender Hund

Sanskrit-Name: Adho Mukha Svanasana

Chakras: Wurzel-Chakra, Solarplexus-Chakra, Herz-Chakra

Doshas: neutraler Effekt auf Vata & Pitta (=), verringert Kapha (–)

Körper: stärkt Arme und Rückenmuskulatur, öffnet die Schultern, streckt und verlängert die Wirbelsäule

Geist & Emotion: stabilisierend, zentrierend, fördert Präsenz und Erdung

Kontraindikationen: Handgelenksverletzungen, Karpaltunnelsyndrom, Bluthochdruck, Augenprobleme, Schulterverletzungen, Kopfschmerzen, Durchfall

Variationen: Die Beine dürfen angebeugt werden. Unterstützend kann man mit Blöcken unter den Händen arbeiten. Nutze auch gern den Vierfüßlerstand, um weniger Druck auf die Handflächen auszuüben.

Häufige Fehler: Hände werden nicht vorn gehalten, Füße stehen nicht hüftbreit und parallel, Zehen sind nicht in einer Linie mit den Fersen

Mein Tipp: Die Intention ist die Länge der Wirbelsäule, das Ziel ist hier nicht, die Fersen zum Boden zu drücken. Entwickle auch eine gute und starke Verbindung zu deinen Handflächen und Fingern, da sie einen Großteil des Körpergewichts tragen.

Schiefe Ebene

Sanskrit-Name: Utthita Chaturanga Dandasana
Chakras: Wurzel-Chakra, Solarplexus-Chakra
Doshas: erhöht Vata & Pitta (+), verringert Kapha (–)
Körper: stärkt und definiert die Muskulatur (Arme, Schultern, Rumpf, Rücken, Bauch, Gesäß, Beine), streckt die Wirbelsäule, hilft, die Haltung zu verbessern
Geist & Emotion: stabilisierend, zentrierend, fördert Präsenz, innere Stärke und Willenskraft
Kontraindikationen: Handgelenksverletzungen, Karpaltunnelsyndrom, Schwangerschaft (1. Trimester), Schulterverletzungen, Durchfall
Variationen: Dies ist eine sehr starke Haltung, besonders für Yoga-Anfänger. Als Variation kannst du im Vierfüßler starten und abwechselnd ein Bein und den gegenüberliegenden Arm vom Boden wegheben, zur Zentrumsstärkung und zum Kraftaufbau für Rücken und Arme.
Häufige Fehler: Hände laufen nach hinten, Handflächen nicht direkt unter den Schultern, Finger zu eng zusammen, Gesäß zu weit nach oben gestreckt oder hängt zu weit durch.

Mein Tipp: Stelle dir einen Energiestrahl vor, der durch deinen Körper verläuft wie ein Laser, vom Steißbein bis zur Kopfkrone – boom!

Tiefe Liegestützposition

Sanskrit-Name: Chaturanga Dandasana

Chakras: Solarplexus-Chakra, Wurzel-Chakra

Doshas: erhöht Vata & Pitta (+), verringert Kapha (–)

Körper: stärkt und definiert die Muskulatur im ganzen Körper, streckt die Wirbelsäule, hilft, die Haltung zu verbessern

Geist & Emotion: zentrierend, fördert Präsenz, innere Stärke und Willenskraft

Kontraindikationen: Handgelenksverletzungen, Karpaltunnelsyndrom, Schwangerschaft, Schulterverletzungen, Bluthochdruck, Menstruation, Durchfall

Variationen: Die volle Liegestützhaltung setzt einen gewissen Muskeltonus und starke Arme voraus. Als Modifikation die Knie zum Boden bringen und den Oberkörper kontrolliert aus der Kraft der Arme zum Boden absenken. Baby-Liegestütze auf den Knien helfen, Armkraft aufzubauen.

Häufige Fehler: Körper ist nicht angespannt, Kopf, Gesäß und Fersen nicht auf einer Höhe, Gesäß zu weit in der Luft oder Becken hängt durch, Handflächen nicht in einer Linie mit den Schultergelenken.

Mein Tipp: Um den Körper zu kräftigen, wechsle zwischen der hohen und der tiefen Planke, strecke und beuge die Arme.

Berghaltung

Sanskrit-Name: Tadasana

Chakras: Wurzel-Chakra, Herz-Chakra

Doshas: neutraler Effekt auf Vata & Pitta (=), verringert Kapha (–)

Körper: aktiviert jeden Muskel, verbessert die Haltung, reduziert Rückenschmerzen, lindert Ischiasschmerzen, verringert Auswirkungen von Plattfüßen

Geist & Emotion: innerlich ausgleichend und zentrierend, fördert innere Aufrichtung und Präsenz, kann Stress und Ängste reduzieren

Kontraindikationen: niedriger Blutdruck, Schwindel, Kopfschmerzen

Variationen: Klassisch wird die Berghaltung mit den Füßen geschlossen unterrichtet, sodass sich die großen Zehen beruhigen. Ich persönlich bevorzuge den hüftbreiten Stand, da er mehr Stabilität und eine bessere Haltung ermöglicht.

Häufige Fehler: Hohlkreuz, unterspannt oder eingesackt stehen

Mein Tipp: Ein Sprichwort im Yoga lautet: »Wenn du die Berghaltung meistern kannst, kannst du jede Asana meistern.« Es ist kein Stehen wie an der Bushaltestelle, es braucht das richtige Maß an innerer Anspannung und Leichtigkeit. Die Berghaltung ist meist die Startposition für unsere Sonnengrüße.

Baum

Sanskrit-Name: Vrksasana
Chakras: Wurzel-Chakra, Sakral-Chakra
Doshas: neutraler Effekt auf Vata & Pitta (=), verringert Kapha (–)
Körper: stärkt die Beinmuskulatur, dehnt die Hüften, fördert eine aufrechte Körperhaltung, fördert Balance und Koordination
Geist & Emotion: innerlich ausgleichend, fördert innere Aufrichtung, Stabilität und Balance, kann Stress und Ängste reduzieren
Kontraindikationen: Knieprobleme, Knöchel- oder Wadenverletzungen, Gleichgewichtsprobleme, Hüftverletzungen
Variationen: Es ist einfacher, den Fuß an die Wade zu setzen, wenn die Hüften noch nicht so offen sind. Achte nur darauf, den Fuß nicht an das Knie zu setzen. Als Fortgeschrittenenvariante kannst du hier in einen halben Lotossitz gehen und zusätzlich den Fuß mit dem Arm hinter dem Körper binden.
Häufige Fehler: Fuß druckt gegen das Knie, Knie fällt nach innen, Oberkörper nicht gestreckt.

Mein Tipp: Halte deinen Blick auf einen Fokuspunkt (Drishti) fixiert, um hier die Balance zu halten. Erde deinen Fuß vom Standbein besonders über die große Zehe und ziehe dich energetisch über die Kopfkrone nach oben.

Krieger II

Sanskrit-Name: Virabhadrasana II

Chakras: Wurzel-Chakra, Stirn-Chakra, Sakral-Chakra

Doshas: neutraler Effekt auf Vata & Pitta (=), verringert Kapha (–)

Körper: stärkt den ganzen Körper, Dehnung für Beine, Leisten und Brust, öffnet Hüfte, Schultern und Brust, therapeutisch gegen Plattfüße, Ischias

Geist & Emotion: fördert die Präsenz, Zentrierung und Konzentrationsfähigkeit, klärt den Geist und richtet ihn aus, fördert Selbstbewusstsein

Kontraindikationen: Hüft-, Knie- oder Schulterverletzung, Durchfall, Bluthochdruck

Variationen: Wenn sich deine Hüften eng anfühlen und dein vorderes Knie dazu neigt, nach innen zu fallen, rotiere deinen hinteren Fuß noch etwas mehr nach innen (bis zu 45 Grad), sodass auch dein hinterer Oberschenkel weiter einwärts rotiert ist. Das macht es leichter für dich, dein vorderes Knie auswärts zu rotieren.

Häufige Fehler: Oberkörper fällt nach vorn, Arme sind nicht kraftvoll ausgestreckt.

Mein Tipp: Das vordere Knie sollte so tief gebeugt sein, dass wir eine Espressotasse darauf abstellen könnten. Das macht stramme Oberschenkel, Ladies and Gentlemen.

Umkehrhaltungen

Infos über die Wirkungsweise
von Umkehrhaltungen

Umkehrhaltungen wirken kühlend und ausgleichend auf den Körper sowie beruhigend auf den Geist. Sie sind die beste mentale Vorbereitung für die Meditationspraxis, da sie den Geist zentrieren und Sattva, lichtvolle Energie, kreieren. Umkehrhaltungen sollten in der Mitte der Yoga-Einheit praktiziert werden, sodass genügend Zeit für eine optimale Vorbereitung und Ausgleichshaltungen danach bleibt. Als Vorbereitung für den Kopf- und Schulterstand eignen sich die folgenden Asana-Kategorien: Seitbeugen, Rückbeugen, Drehungen und Vorbeugen.

Achtung: Die Umkehrhaltungen Kopf- und Schulterstand bergen definitiv ein hohes Verletzungsrisiko. Ich selbst kenne Leute, die sich im Schulterstand einen Bandscheibenvorfall in der Halswirbelsäule zugezogen haben, weil sie nicht ausreichend aufgewärmt waren und unkontrolliert in die Haltung gegangen sind. Diese Posen setzen eine stabile Yoga-Praxis voraus. Bei Unsicherheit, wie du diese Haltungen auszuführen hast, praktiziere sie nur, wenn dich ein*e Yoga-Lehrer*in anleiten kann.

Körper

- stimuliert Stoffwechsel, Schilddrüse und Prostata
- unterstützt die hormonelle Balance
- unterstützend für die Organe, um Flüssigkeiten in die Zellen zu befördern
- entlastet das Herz-Kreislauf-System
- kann die Fruchtbarkeit der Frau fördern und Symptome der Wechseljahre lindern
- verbessert die Verdauung und hilft beim Ausscheidungsprozess
- kann helfen, Migräne zu mindern
- setzt Endorphine im Hypothalamus frei
- Befreiung von Schleim bei Nebenhöhlenentzündungen
- kräftigt Schultern und Nacken

Geist & Emotion

- beruhigend und besänftigend
- zentriert und fokussiert den Geist
- fördert innere Balance und Ausgeglichenheit
- spirituell erhebend
- Zugang zu subtileren Energien wird möglich
- kultiviert »lichtvolles Gefühl« (Sattva)
- kann helfen, die Perspektive auf die Dinge zu wechseln

Doshas

verstärkt Vata (+), mindert Pitta (–) und Kapha (–)

Prana Vayus

Udana, Vyana, Apana

Schulterstand

Sanskrit-Name: Salamba Sarvangasana

Chakras: Kehl-Chakra, Stirn-Chakra (Drittes Auge)

Doshas: verstärkt Vata (+), verringert Pitta & Kapha (–)

Körper: stimuliert Schilddrüse und Prostata, verbessert die Verdauung, dehnt den Nacken, hilft bei Schlaflosigkeit, unterstützt die hormonelle Balance, hat verjüngenden Effekt, entlastet Herz-Kreislauf-System

Geist & Emotion: innere Balance, beruhigend, kann helfen, die geistige Perspektive zu wechseln

Kontraindikationen: Halswirbelsäulenverletzungen, Bluthochdruck, Herzprobleme, Augenprobleme, Kopfschmerzen, Schlaganfall, Asthma, Nackenverletzungen, Menstruation, Nasennebenhöhlenentzündung, Schwangerschaft

Variationen: Als Variante praktiziere das Siegel der Umkehr. Fortgeschrittene können die Pose fünf Minuten oder länger halten und unterschiedliche Beinvarianten testen.

Häufige Fehler: Drehen des Kopfes, nicht ausreichend aufgewärmt, unkontrolliertes Hochschwingen der Beine

Mein Tipp: Gehe stets langsam und kontrolliert vor und beachte die Instruktionen. Wenn du unsicher bist, führe den Schulterstand unter Anleitung durch.

Siegel der Umkehr

Sanskrit-Name: Viparita Karani

Chakras: Kehl-Chakra, Stirn-Chakra (Drittes Auge)

Doshas: verstärkt Vata (+), verringert Pitta & Kapha (–)

Körper: stimuliert Schilddrüse und Prostata, verbessert Verdauung und Ausscheidungsprozess, dehnt den Nacken, hilft bei Schlaflosigkeit, unterstützt die hormonelle Balance und kann bei Unfruchtbarkeit und Wechseljahrsymptomen helfen, entlastet das Herz-Kreislauf-System

Geist & Emotion: innere Balance, beruhigend, hilft, die geistige Perspektive zu wechseln

Kontraindikationen: Halswirbelsäulenverletzungen, Bluthochdruck, Herzprobleme, Augenprobleme, Schlaganfall, Asthma, Nackenverletzungen, Menstruation, Nasennebenhöhlenentzündung, Schwangerschaft

Variationen: Die Variante an der Wand empfiehlt sich vor dem Schlafengehen oder wenn die Beine schwer sind.

Häufige Fehler: Drehen des Kopfes, wenn man schon in der Haltung ist, schnelle, unkontrollierte Bewegungen

Mein Tipp: Wesentlich schonender und ungefährlicher für die Halswirbelsäule, erfüllt die Haltung den gleichen energetischen und körperlichen Effekt wie der volle Schulterstand.

Kopfstand

Sanskrit-Name: Sirsasana

Chakras: Kehl-Chakra, Stirn-Chakra (Drittes Auge)

Doshas: verstärkt Vata (+), verringert Pitta & Kapha (–)

Körper: stimuliert Schilddrüse und Prostata, verbessert die Verdauung, Befreiung von Schleim bei Nebenhöhlenentzündungen, stärkt Zentrum und Schulterkraft, unterstützt hormonelle Balance und kann bei Unfruchtbarkeit und Wechseljahrsymptomen helfen

Geist & Emotion: innere Balance, fokussiert den Geist, beruhigend, kann helfen, die geistige Perspektive zu wechseln

Kontraindikationen: Halswirbelsäulen-/Nackenverletzungen, Bluthochdruck, Herzprobleme, Augenprobleme, Schlaganfall, Asthma, Menstruation, Schwangerschaft

Variationen: Einsteiger sollten vor einer Wand üben, um zu lernen, angstfrei und kontrolliert in die Haltung zu gehen.

Häufige Fehler: Körpergewicht nicht gleichmäßig auf die Kopfkrone verlagert, Ellbogen nicht direkt unter den Schultergelenken ausgerichtet

Mein Tipp: Eine gute Vorübung ist die Haltung des Delfins, sie stärkt die Arm- und Schulterkraft. Der Unterarmstütz baut die Zentrumskraft auf, die wir im Kopfstand brauchen.

Savasana, Pranayama und Meditation

Savasana

Savasana ist die Schlussentspannung, der Teil der Yoga-Praxis, in dem sich die Wirkungsweise der Asanas entfalten kann. Dies ist der Moment, in dem du den Zustand von vollständigem Frieden erfahren und dich mit dem Licht deiner Seele verbinden kannst. Es ist ein essentieller Teil der Praxis, den du nicht auslassen solltest.

Pranayama

Durch Pranayama vertiefen wir unsere Beziehung zu unserer Atmung und unsere Beziehung zur Gegenwart. Der Atem ist ein direkter Spiegel unseres Geistes und unserer Emotionen. Durch Pranayama lernen wir unseren Atemrhythmus besser kennen und lösen Blockaden in unserer Atemgewohnheit.

Meditation

Meditation ist das Ziel des Yoga. Es ist der Moment zwischen den Gedanken, der Moment puren Seins, purer Präsenz. Von allen Gliedern der Praxis hat Meditation die größte Kraft, unsere Zukunft nachhaltig zu beeinflussen. In Stille sitzen zu können und mit sich selbst zu sein, ist eine große Herausforderung, aber sehr kraftvoll, wenn man es gelernt hat.

Totenstellung

Sanskrit-Name: Savasana

Chakras: Wurzel-Chakra, Solarplexus-Chakra, Kehl-Chakra

Doshas: neutraler Effekt auf Vata & Pitta (=), verringert Kapha (–)

Körper: entspannt den ganzen Körper, stimuliert das parasympathische Nervensystem, kann Schlaflosigkeit vorbeugen, entspannt die Muskeln, senkt den Blutdruck, verringert die Herzfrequenz, verlangsamt die Atemgeschwindigkeit

Geist & Emotion: beruhigt und entspannt den Geist, hilft bei Erschöpfung und Stress, regeneriert und erfrischt

Kontraindikationen: Schmerzen im unteren Rücken, Schwangerschaft

Variationen: Bei Schmerzen im unteren Rücken hilft ein Bolster unter den Kniegelenken, bei Nackenverspannungen eine Decke unter dem Kopf, bei Schwangerschaft nicht in Rückenlage, sondern auf der Seite mit Kissen zwischen den Oberschenkeln praktizieren.

Häufige Fehler: zu wenig Zeit (mind. 7–10 Min.)

Mein Tipp: Die meisten Yoga-Traditionen betrachten die Totenstellung als vielleicht wichtigsten Teil der Praxis. Deshalb wird sie niemals ausgelassen. Im Zustand von mühelosem Bewusstsein und Weite kann echte Heilung geschehen.

Pranayama

Pranayama kann mit »Atemkontrolle« oder »Atemausdehnung« übersetzt werden. Wenn wir beginnen, den Atem an- und einzuhalten, beginnen wir, Pranayama zu praktizieren. Dadurch üben wir bewusste Kontrolle auf den Atem aus und erlangen Einfluss auf unser Energielevel und unseren Bewusstseinszustand. Man sollte achtsam mit Pranayama umgehen und den Fokus auf die Präzision legen.

Kumbhaka

Die Atmung umfasst vier Teile: Einatmen, Pause, Ausatmen, Pause. Die kleinen Pausen nach dem Ein- und Ausatmen werden meist nicht wahrgenommen, sie heißen Kumbhaka. Man kann Kumbhaka gezielt praktizieren, indem man kurz aufhört zu atmen, wenn die Einatmung abgeschlossen ist und die Lungen gefüllt sind. Oder indem man leer bleibt, wenn die Ausatmung abgeschlossen ist. Streng genommen wird eine Atempraxis ohne Kumbhaka nicht als Pranayama bezeichnet.

Benefits von Pranayama

- eine tiefere Beziehung zur eigenen Atmung
- mehr Körperbewusstsein
- verlangsamt und gleicht den Atemrhythmus aus
- entwickelt die Lungenkapazität

- beruhigt das Nervensystem und den Geist
- verbessert die Durchblutung
- reduziert Stress und Gefühle von Depression, Angst und Wut
- führt zu einem Zustand der Meditation

Kontraindikationen für Pranayama

Pranayama solltest du nicht mit vollem Magen, bei psychischer Instabilität, Kopfschmerzen oder Schwangerschaft praktizieren. Wenn du unsicher bist, frage am besten deine*n Yoga-Lehrer*in.

Mögliche Meditationshaltungen

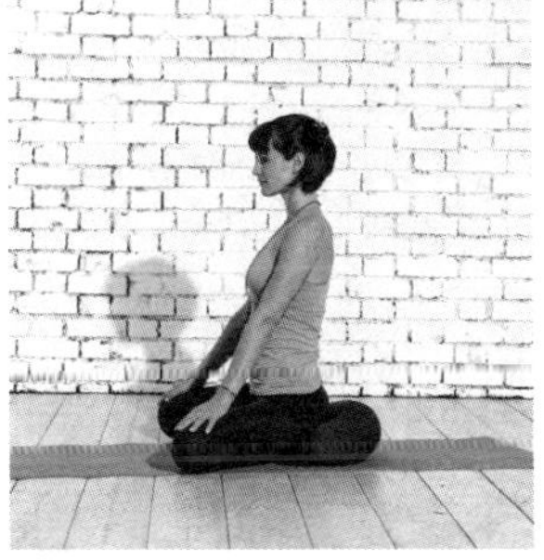

Schneidersitz oder Lotossitz

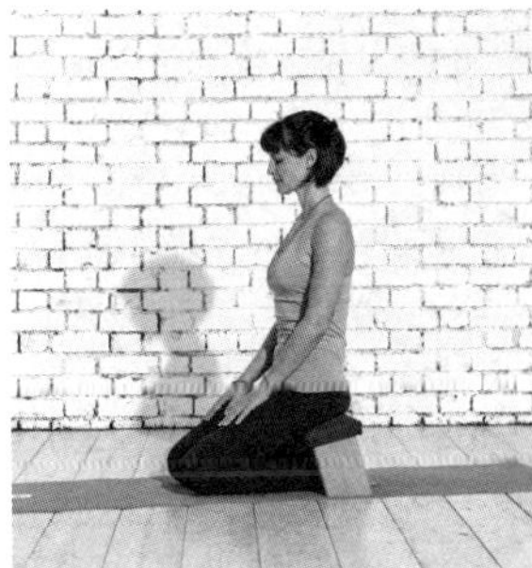

Fersensitz

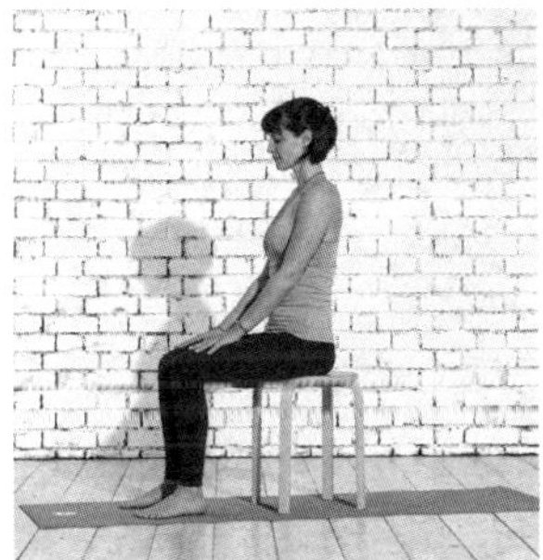

Auf einem Stuhl

Der Meditationssitz

Finde für deine Meditation eine aufrechte, stabile und bequeme Sitzhaltung, in der du eine Zeit lang still sitzen kannst. Du kannst auf einem Stuhl, einem Meditationshocker, einem festen Kissen oder Yoga-Block auf dem Boden sitzen. Du kannst im Schneidersitz, halben Lotossitz, Lotos- oder Fersensitz sitzen. Wenn du einen Stuhl verwendest, versuche, den Rücken ganz gerade zu halten, oder stütze den unteren Rücken an der Rückenlehne.

Fünf einfache Schritte zur Meditation

Wenn du dir täglich nur fünf Minuten Zeit nehmen kannst, um die Augen zu schließen und in Stille tiefer zu atmen, kann das einen entscheidenden Unterschied für den Rest deines Tages ausmachen. Wie bei der Asana-Praxis gilt auch hier: lieber regelmäßig und kurz üben, als selten und ausschweifend. Durch die Regelmäßigkeit schaffen wir uns neue Gewohnheiten. Im Folgenden erhältst du eine Schritt-für-Schritt-Anleitung, wie du zu meditieren beginnen kannst.

1. **Entscheide dich:** Lege alle störenden Dinge beiseite. Konzentriere dich nur auf dich, mit dem Ziel, deinen Geist zu beruhigen.
2. **Haltung:** Setze dich bequem und mit aufrechter Wirbelsäule auf den Boden oder einen Stuhl.
3. **Präsent werden:** Schließe deine Augen. Lausche ganz bewusst für einen Moment all dem, was du hören kannst. Ziehe dann die Sinne nach innen, spüre deinen Körper und nimm wahr, welche Gedanken und Gefühle gerade

präsent sind, ohne sie zu bewerten oder daran festzu-
halten.

4. **Konzentriere dich:** Richte deinen Fokus nun auf deine Atmung. Nimm wahr, wie mit jeder Einatmung kühle Luft durch beide Nasenlöcher einströmt und wärmere Luft mit der Ausatmung wieder ausströmt. Halte den Fokus auf die Atmung für mindestens fünf Minuten und steigere dich langsam. Lass Gedanken kommen und gehen, kehre immer wieder zur Atmung zurück.

5. **Dankbarkeit:** Schließe die Meditation ab, indem du die Hände in Gebetshaltung vor dem Herzen zusammenführst und dir drei Dinge ins Bewusstsein rufst, für die du dankbar bist. Schicke Liebe von deinem Herzen an alle Lebewesen. Öffne dann langsam die Augen.

Abschließende Worte

Ich hoffe, du konntest viele wertvolle Erkenntnisse und Inspirationen aus dem Praktizieren mit deinen Yoga-Karten und dem Lesen dieses Booklets gewinnen.

Eine Yoga-Sequenz auch nach ihrer energetischen Wirkungsweise zu kreieren und die Prinzipien der ganzheitlichen Praxis nach Vinyasa Krama miteinzubeziehen hilft dir, sinnvolle und wirkungsvolle Yoga-Sequenzen und -Klassen zu gestalten.

Wenn du noch mehr zum Thema Yoga und Asanas und ihre Wirkungsweise erfahren möchtest, empfehle ich dir mein Buch *Yoga – die 108 wichtigsten Übungen und ihre ganzheitliche Wirkung*.

Hast du Lust, deine individuelle Yoga-Sequenz zu teilen, um auch andere damit zu inspirieren? Dann mache doch ein Foto von deiner Kartensequenz, poste es auf Instagram und verlinke mich darin mit @wandabadwal. Ich freue mich über viele kreative Yoga-Ideen!

deine Wanda

Let's keep in touch.
Weitere Infos zu meiner Arbeit findest du auf meiner Website: www.wandabadwal.com

Wanda Badwal

Yoga

Die 108 wichtigsten Übungen und
ihre ganzheitliche Wirkung

»Yoga erinnert uns daran, wer wir wirklich sind.«
Wanda Badwal

Die charismatische Yogalehrerin Wanda Badwal erklärt in ihrem Praxisbuch die wichtigsten 108 Asanas und deren Variationen step-by-step. Sie zeigt, wie sich jede der Übungen energetisch auf Körper, Geist und Emotionen, die Chakren und unseren ayurvedischen Konstitutionstyp auswirkt. Außerdem gibt sie Hilfestellungen, um mögliche Fehler zu vermeiden, und praktische Ratschläge für die individuelle Yoga-Praxis zu Hause.

Das ideale Buch für alle Anfänger und die, die ihre Yoga-Praxis weiter vertiefen mochten.

Inklusive Warm-up-Sequenzen, Atem- und Meditationsübungen

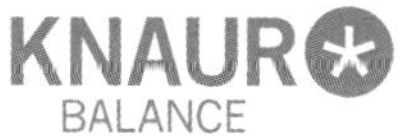

Wanda Badwal

Chakra Yoga

Die wichtigsten Übungen zu den 7 Chakren
für mehr Klarheit, Energie und Heilung

In diesem liebevoll und übersichtlich gestalteten Yoga-Ratgeber fuhrt dich die beliebte Yoga-Lehrerin Wanda Badwal in die faszinierende Welt der Chakren ein. Welche Bedeutung haben Chakren und wie komme ich mit ihnen in Kontakt? Sind meine Chakren im Gleichgewicht? Wie kann ich das Wissen über die Chakren in meinen Alltag integrieren? Wanda vermittelt dir umfangreiches Wissen rund um das Chakren-System. Sie zeigt anhand wirkungsvoller Praktiken, wie du zum Beispiel mit Asanas, Atemübungen, Meditationen, Journaling-Fragen, Affirmationen und einigen weiteren hilfreichen Tipps für die eigene Lebensgestaltung deine Chakren erwecken, stärken und harmonisieren kannst. Dieses Buch ist für alle Yogi-Levels geeignet, egal ob Anfänger*innen, Fortgeschrittene oder Yoga-Lehrer*innen. Know your Chakras, Know yourself.

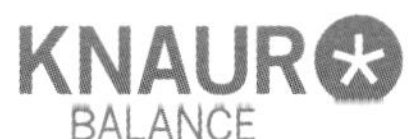

Selina Vogt

Yoga für das innere Kind

Mit 55 Übungen die Vergangenheit heilen

Yoga hilft bei seelischen Wunden

Das innere Kind lenkt unser Denken, unser Fühlen und unser Verhalten. Manchmal versperrt es uns auch den Weg zu einem erfüllten Leben. Die erfahrene Yogalehrerin und Psychotherapeutin Selina Vogt zeigt dir, wie du die Heilung deines inneren Kindes mithilfe von Yoga aktiv unterstützen kannst. Für jede Gefühlslage deines inneren Kindes kennt Selina Vogt die richtige Yoga- oder Meditationsübung – um ganz frei und glücklich zu werden.

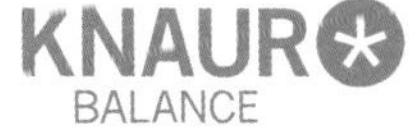